食事療法はじめの一歩シリーズ

「血圧が高め」といわれたその日から

高血圧の毎日ごはん

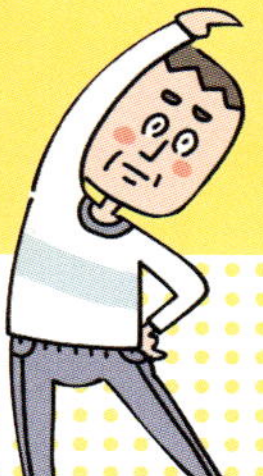

女子栄養大学出版部

この本は、こんな人におすすめです

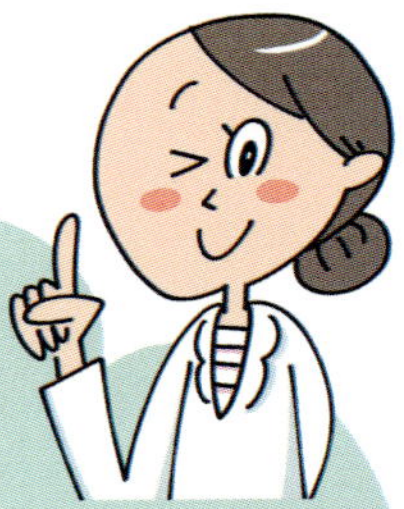

食塩を制限すると、食事があまりおいしくない…

食事療法は長期的に続けることがたいせつですから、おいしさと減塩をじょうずに両立したいものですね。この本では、減塩してもおいしく食べられるレシピや、減塩するための食べ方のくふうなどを紹介しています。少しずつでもよいので、食塩の摂取量を減らすことに挑戦してみてください。

健診で血圧高めと言われたけど、特に気にしていない

血圧が高いと指摘されても、「どこか体の具合が悪いわけではないし……」と考えているかたは多いでしょう。しかし、高血圧に対しては、症状が現われる前に対処するのが賢明です。まずはこの本を読み、高血圧が体にどんな影響を与えるのかを正しく知ってください。

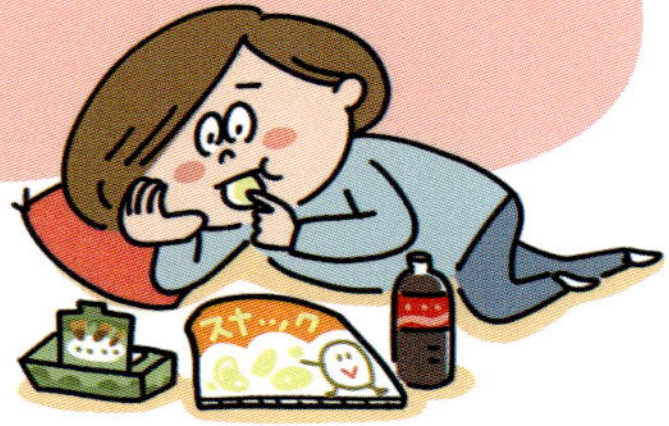

高血圧を知り、血圧と食事の関係を知りたいかたへ

日本で高血圧を患っている人は、成人の2人に1人と言われています。健康診断で血圧が高いと指摘されたことがありませんか？　早めに対処すれば食事を含めた生活習慣を整えることで血圧を下げられる場合があります。

しかし、放置しておくとある日当然、急性心不全を起こして呼吸が苦しくなったり、急性心筋梗塞を起こして胸が痛くなったりして、病院に救急車で搬送されるようなことが起こります。ひとたび対応が遅れれば、命を失うことにもなりうるのです。心不全は、心臓が悪いために、息切れやむくみが起こり、しだいに悪化して命を縮める病気です。心筋梗塞は、高血圧、コレステロールが高いなどの生活習慣病が関連して、心臓を養っている血管にプラークと言われるニキビのようなものができ、それが急に破綻して血の塊ができて流れが途絶えてしまうことで起こります。胸が痛くなってただちに対

高血圧だけど、まだ若いからだいじょうぶでしょ？

高血圧は、日々体に悪影響をおよぼしています。症状がなくても、体には少しずつ変化が生じているのです。ほうっておけば、ある日突然重大な病気を発症することになりかねません。若いからといって油断は禁物。この本を参考にして、早めに対処しましょう。

生活習慣の改善って、いったいなにをすればいいの？

運動不足や肥満、ストレス、過度の飲酒などは、高血圧の引き金となります。思い当たることがないか、この本を読みながら見直してみてください。もちろん、食生活も非常に重要。血圧を下げるためには減塩が効果的です。

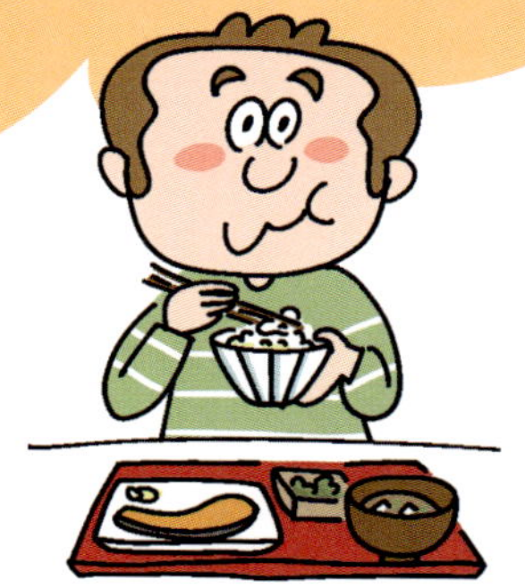

血圧を下げるためには薬を飲み続けるしか方法はないの？

塩分を控えた食事、適度な運動、禁煙といった生活習慣の改善は、血圧を下げるためにおおいに役立ちます。こうした努力によって根本的に血圧を下げることができれば、主治医の判断によって薬を減らしたり、場合によってはやめたりできる可能性もあります。この本を読んで、できることから始めてみましょう。

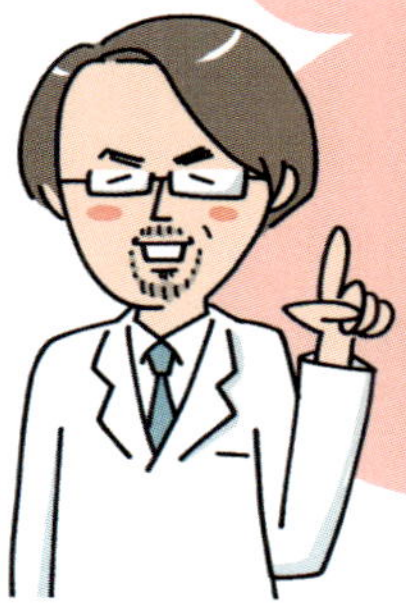

応しないと病院にたどり着く前に命を失うことになります。このように、命にかかわる心不全や心筋梗塞を起こすおもな原因の一つが高血圧なのです。

できるだけ早くから、ほかの生活習慣病とともに高血圧に対処すれば、命にかかわる重篤な病気を起こすことなく、日常生活を送ることができます。血圧が高いことを甘くみないでください。症状がないからだいじょうぶだろうと思わず、この本を手にとってみてください。この本は、血圧が高いと指摘されたかた、すでに血圧の治療を受けているかたなど、「血圧とは何かを知りたい」「血圧と食事の関係を知りたい」「なんとか食事に気をつけて血圧を下げたい」と思っているみなさんへの疑問に答える本です。この本を読むことで、ひとりでも多くのかたに、将来、高血圧が原因で起こってくる心不全、心筋梗塞などの心臓血管の病気を可能な限り予防・改善していただきたいと思います。

日本医科大学循環器内科教授
日本医科大学武蔵小杉病院
循環器内科部長・集中治療室室長
佐藤 直樹

contents

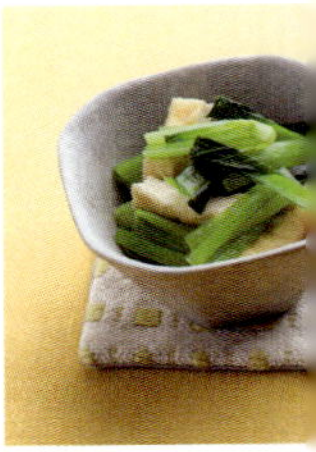

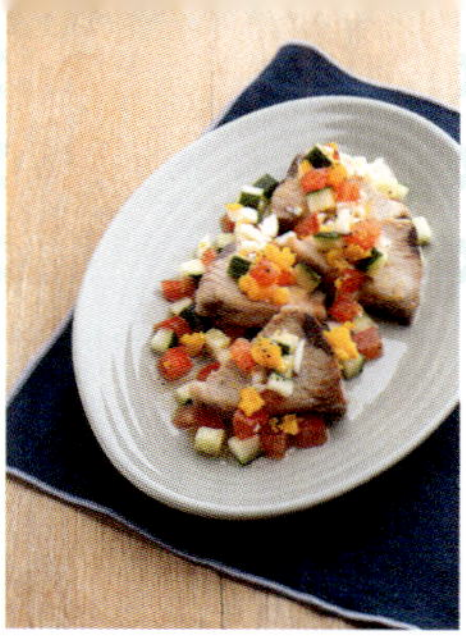

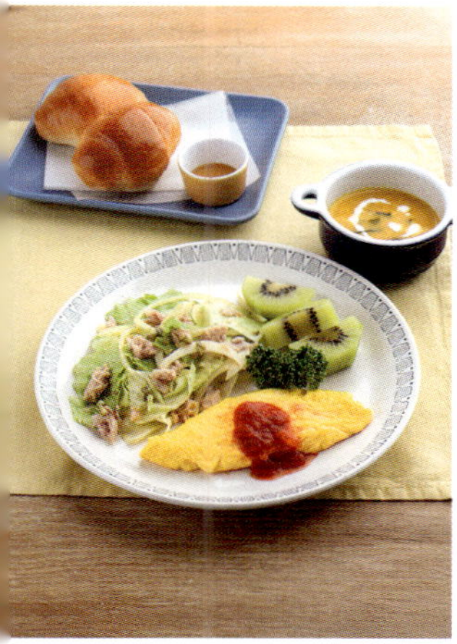

PART 3

本書の使い方

レシピについて

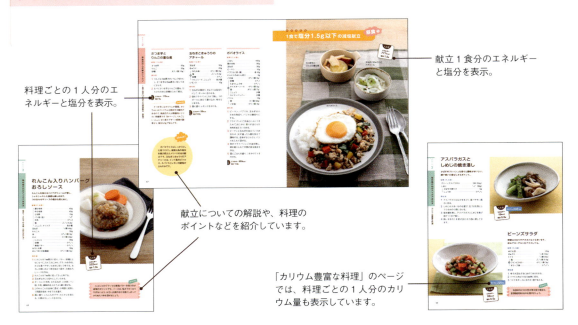

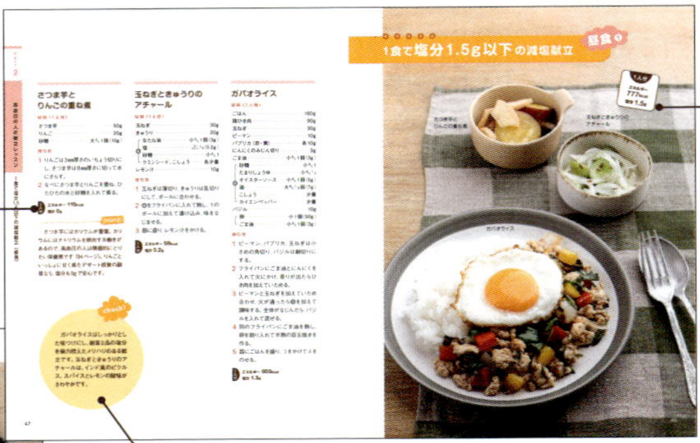

献立１食分のエネルギーと塩分を表示。

料理ごとの１人分のエネルギーと塩分を表示。

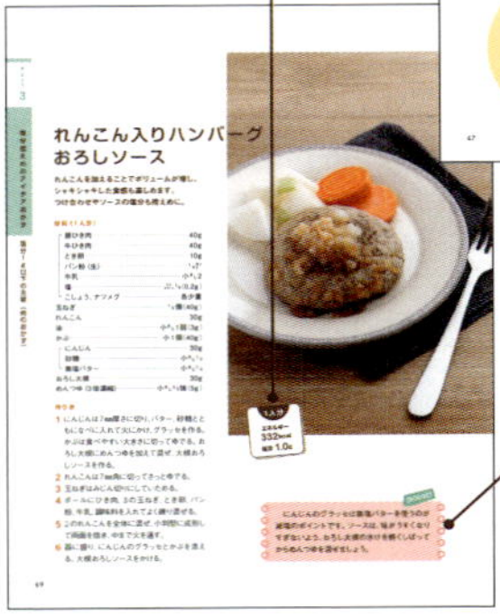

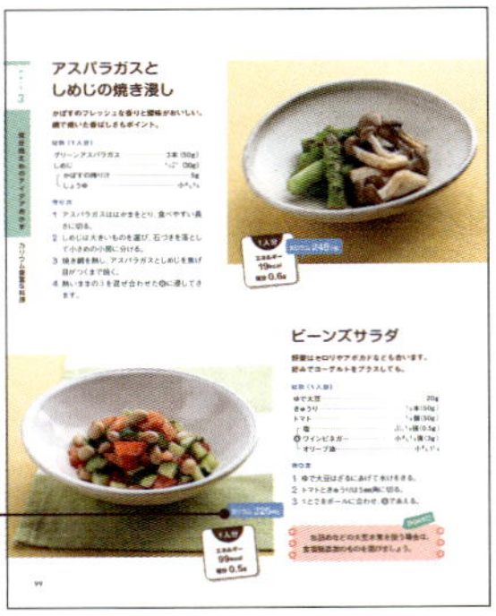

献立についての解説や、料理のポイントなどを紹介しています。

「カリウム豊富な料理」のページでは、料理ごとの１人分のカリウム量も表示しています。

- 食品（肉、魚介、野菜、くだものなど）の重量は、特に表記がない場合は、すべて正味重量です。正味重量とは、皮、骨、殻、芯、種など、食べない部分を除いた、実際に口に入る重量のことです。
- 材料の計量は、標準計量カップ・スプーンを使用しました。１カップ＝200mℓ、大さじ１＝15mℓ、小さじ１＝5mℓ、ミニスプーン※１＝1mℓ、が基準です。
- フライパンはフッ素樹脂加工のものを使用しました。
- 調味料は特に表記のない場合は、塩＝精製塩（食塩 小さじ１＝6g ミニスプーン1＝1.2ｇ）、砂糖＝上白糖（小さじ1＝３ｇ）、酢＝穀物酢（小さじ1＝５ｇ）、しょうゆ＝濃い口しょうゆ（小さじ1＝６ｇ）、みそ＝淡色辛みそや赤色辛みそ（小さじ1＝６ｇ）を使っています。
- 電子レンジは、600Wのものを使用しました。お使いの電子レンジのW数がこれより小さい場合は加熱時間を長めに、大きい場合は短めにしてください。
- だしはこんぶや削りガツオ、鶏がら、野菜などでとったものです。市販の顆粒だしをといて使う場合は、塩分が多めなので、加える調味料を控えめにしてください。

そのほかの表記について

材料

材料は、「1人分」を基本に表示していますが、作りやすい分量として、「2人分」などで表示しているレシピもあります。この場合、でき上がりを人数分に等分した１人分の量を召し上がってください。

エネルギーとカロリー

エネルギーの量を表す単位がカロリー(cal)。1ℓの水を1℃上げるのに必要なエネルギー量が1kcalです。本書では、基本的にカロリー表記ではなく、「エネルギー」「エネルギー量」と表記しています。

塩分とは

「塩分」とは、食塩相当量のこと。本書でも「塩分」として表記されている重量は、食塩相当量（g）です。これは、食品に含まれるナトリウム量（mg）を合算した値に2.54を掛けて1000で割ったもの。たとえばナトリウム量2200mgの食品の場合は、2200×2.54÷1000≒5.6gとなります。

※ミニスプーン（1mℓ）は、少量の調味料などを計ることができるので便利。
お問い合わせ／女子栄養大学代理部　TEL03-3949-9371

PART 1

高血圧は、なぜ悪い？

血圧が高いと指摘されたり、血圧を下げる薬を処方されたりしていても、
体に不調を感じているわけではないし、
たいした問題ではないと思っているかたが多いのではないでしょうか。
高血圧とはどんな状態なのか、ほうっておくとどんなことになるのか、
血圧を下げるためにはどうしたらよいのか、まずは知ることから始めましょう。

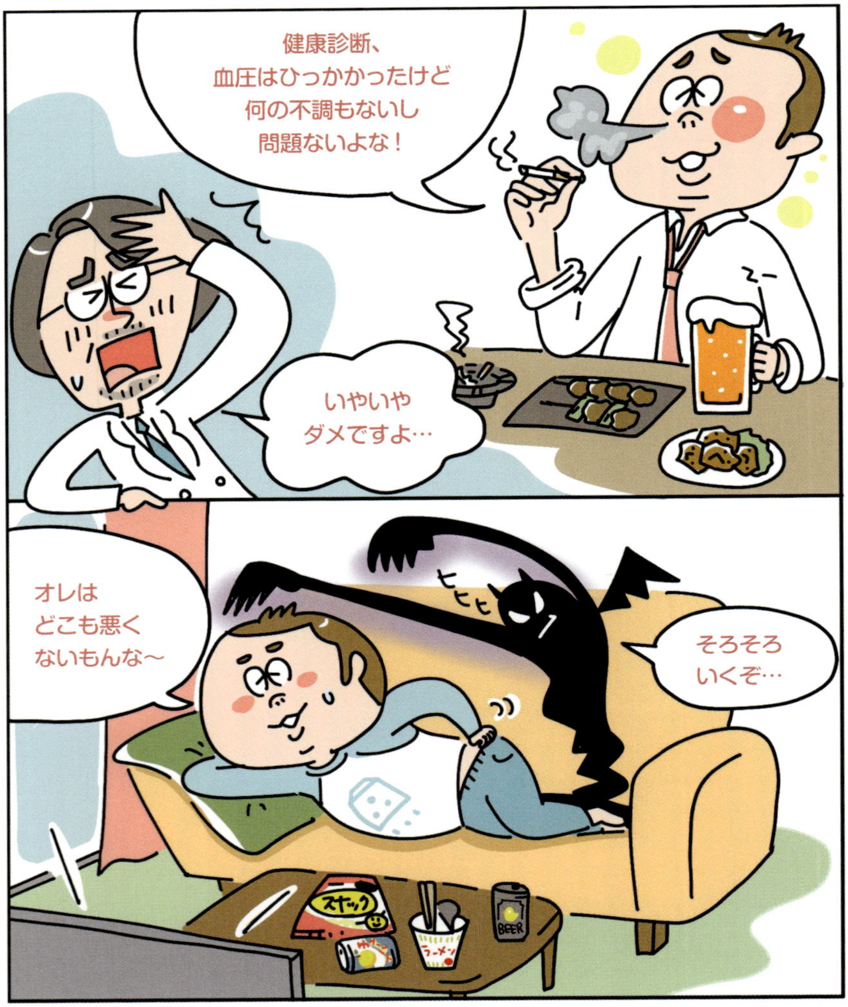
健康診断、
血圧はひっかかったけど
何の不調もないし
問題ないよな！
いやいや
ダメですよ…
オレは
どこも悪く
ないもんな～
そろそろ
いくぞ…

じつは怖い!!

高血圧は「サイレントキラー」

高血圧の放置が心疾患を引き起こす

高血圧は自覚症状がないため、体の中で静かに障害を進行させ、あるとき突然、急性心不全、脳卒中、心筋梗塞、腎不全といった合併症を起こします。これが「サイレントキラー（沈黙の殺人者）」と呼ばれる理由です。

しかし、患者さんには高血圧の怖さが知られていません。それを実証するように、急性心不全で病院に運ばれる患者さんの6割は、高血圧を放置していたことが原因です。高血圧から急性心不全を発症するには、10～15年かかります。いいかえれば、早期に高血圧の治療をしていれば、心疾患は食い止められるのです。健康診断などで血圧が高いとわかったら、すぐに病院で診察を受けることがたいせつです。

高血圧による合併症

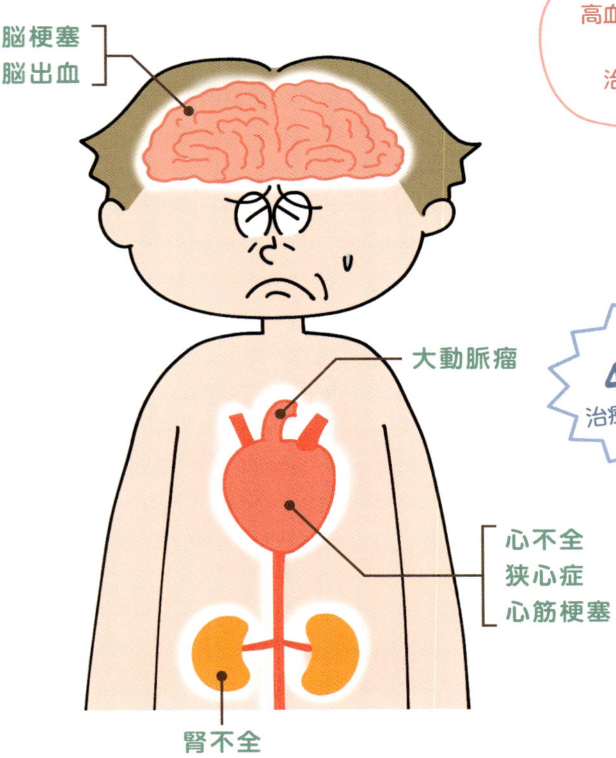

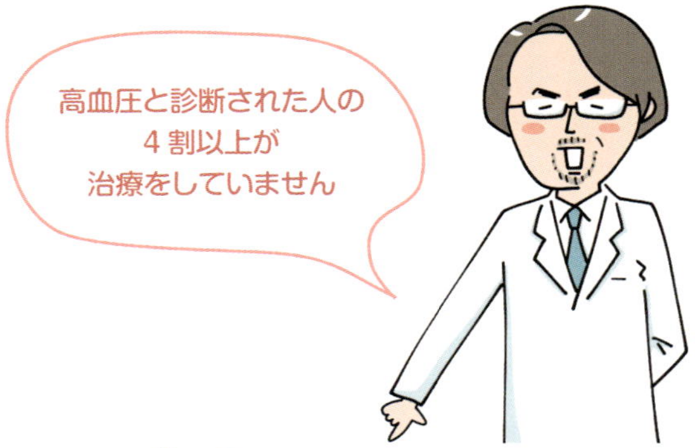
高血圧と診断された人の
４割以上が
治療をしていません

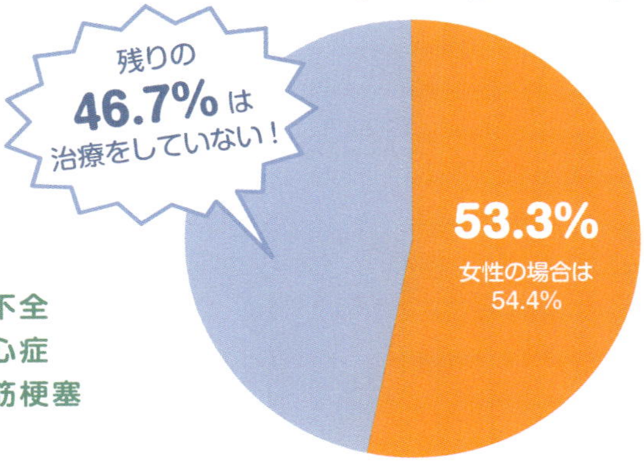

高血圧者中に占める治療者の割合（男性）

（NIPPON DATA2010より）

あなたの血圧はどのレベル？

高血圧の診断と分類

収縮期血圧（いわゆる最高血圧）とは、心臓が収縮し、送り出された血液によって動脈壁にもっとも圧がかかったときの圧力のことをいいます。拡張期血圧（いわゆる最低血圧）とは心臓が拡張し、動脈壁が元に戻った時の圧力のことをいいます。

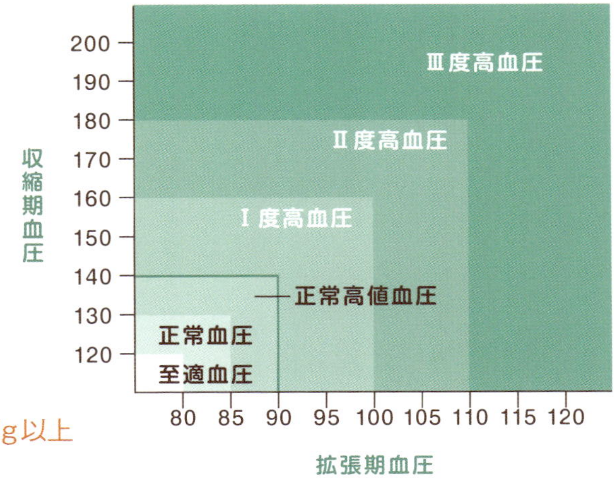

高血圧とされる基準は…

診療所、病院で測る血圧値は140/90mmHg以上
家庭血圧値は135/85mmHg以上

気づかないうちに…

高血圧は血管を傷つける!

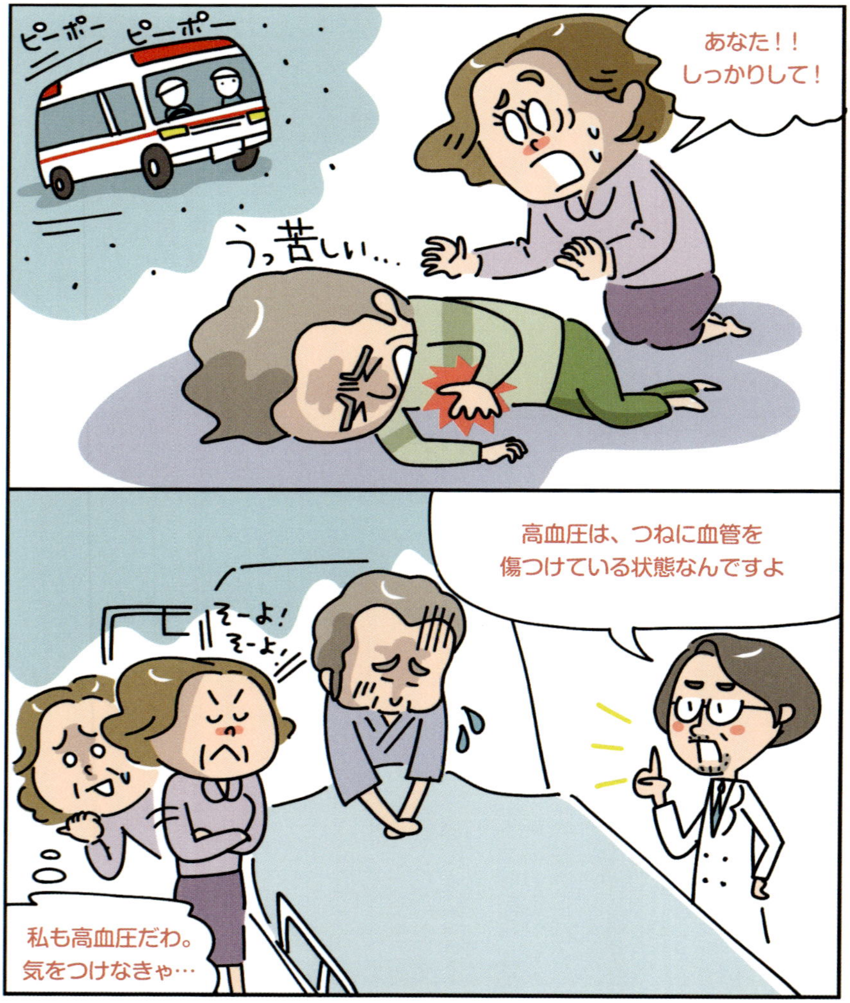

動脈硬化の要因は高血圧だった!

高血圧を治療せずに放置しておくと、日々、血管は傷つけられていきます。

高血圧は、血管壁に対して高い圧力で負荷をかけ続けている状態です。この状態が続くと、血管壁が厚くかたくなったり狭まったり、動脈瘤という「こぶ」ができて血管が広がってしまったり、血管の働きが悪くなったりします。この状態が動脈硬化です。

さらに、血管内皮細胞にも負荷がかかります。血管内皮細胞とは、血液の流れる内側の層をおおっている細胞です。血液と血管壁を仲介する役割を果たし、血管を守り、血管壁の柔軟性や血管の収縮・拡張などをコントロールする働きがあります。健康な血管内皮細胞は、血管を拡張させて血液の流れ

動脈硬化と血圧の上昇

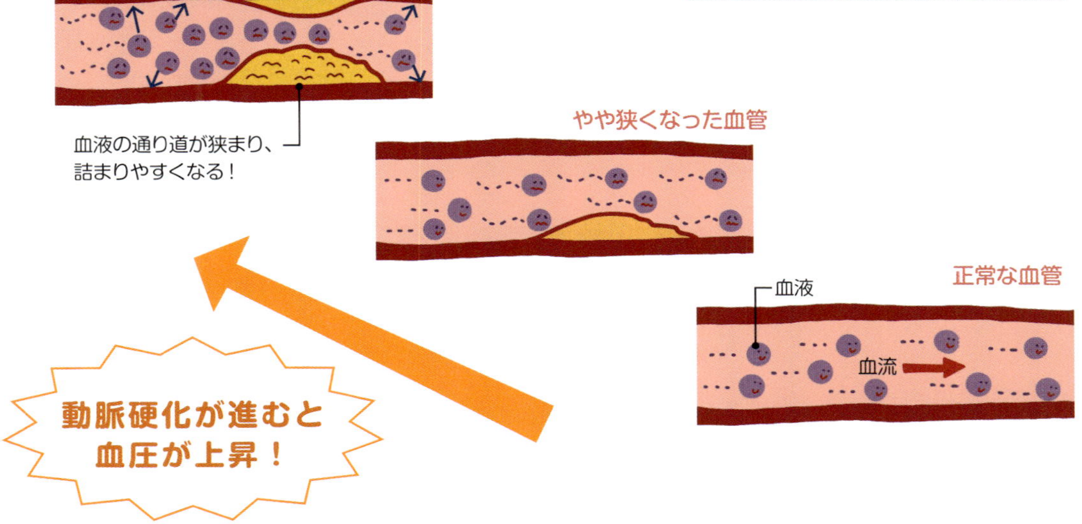

血圧が高いままでいると…

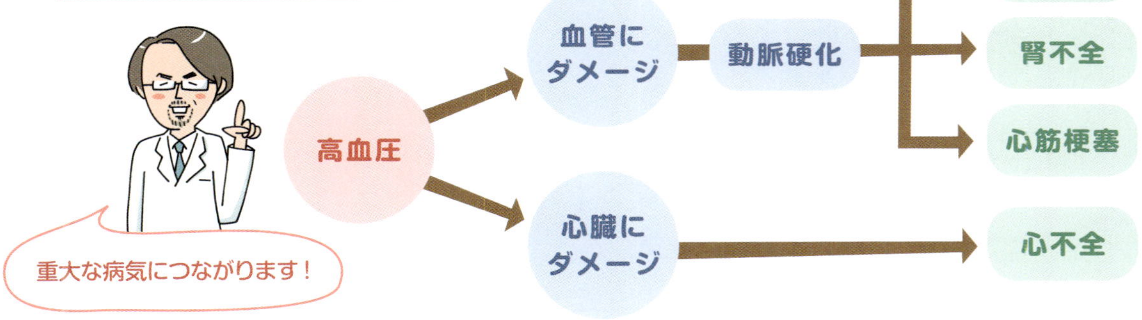

をよくするために一酸化窒素を分泌しています。しかし、高血圧によって障害されると一酸化窒素の分泌が低下し、血管の柔軟性が失われて血管が広がりにくくなり、血圧がさらに高くなるという悪循環に陥ってしまうのです。

動脈硬化は全身で進行する

このように、高血圧は血管壁と血管内皮細胞の両面から動脈硬化を進展させていきます。動脈硬化による血管の障害は、全身で起こります。脳で起これば脳出血や脳梗塞、腎臓で起これば腎不全、心臓で起これば心筋梗塞と、命にかかわる病気につながるのです。

また、かたくなって弾力性を失った血管に血液を送ると、心臓には大きな負担がかかります。そのため、心臓の筋肉が肥大して、「心不全」と呼ばれる状態が始まります。

いったん進行した動脈硬化を元の状態に戻すことはできません。動脈硬化を進展させないためにも、早期に高血圧の治療を受けるようにしましょう。

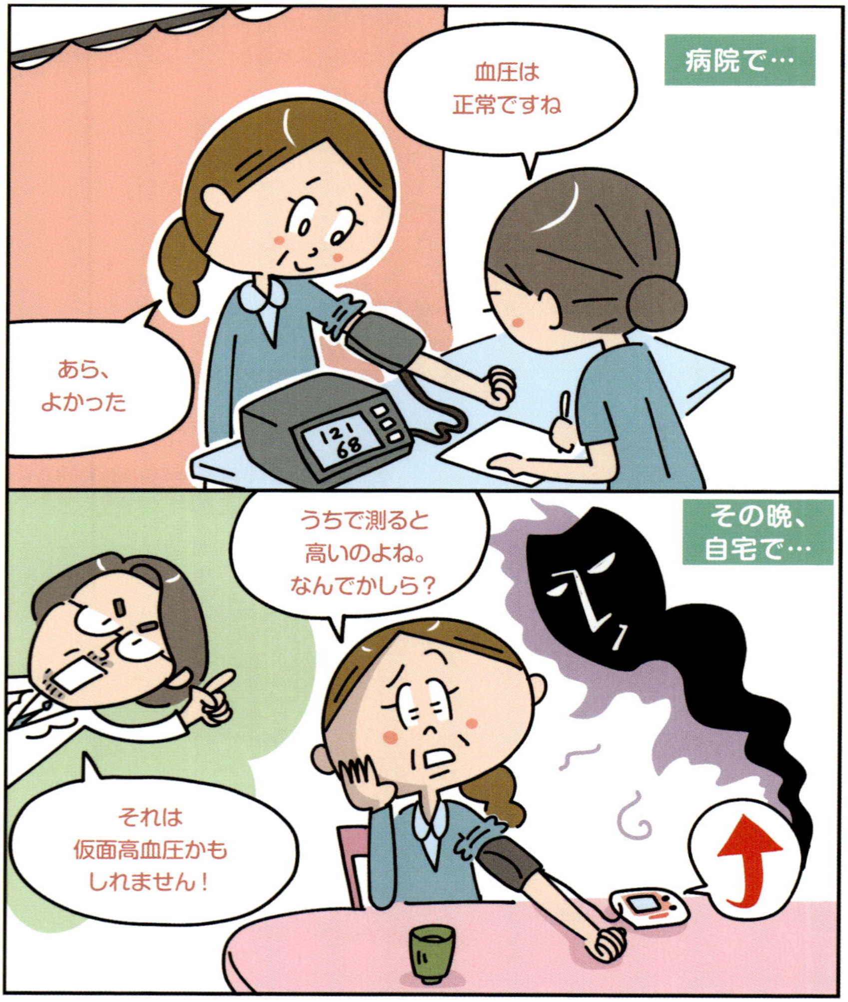
病院で…
血圧は
正常ですね
あら、
よかった
その晩、
自宅で…
うちで測ると
高いのよね。
なんでかしら？
それは
仮面高血圧かも
しれません！

知って
いますか？

仮面高血圧の知られざる怖さ

見逃しやすいうえにハイリスク！

家庭でだけ血圧が高くなる「仮面高血圧」の人は、一般的な高血圧の人よりも脳心血管疾患を発症しやすいことがわかっています。中でも注意が必要なのが早朝高血圧です。

早朝高血圧では、睡眠中は低かった血圧が起床時に急上昇し、しばらくするとまた血圧が下がります。こうした血圧の急変動が毎日くり返されると、血管に大きな負荷がかかり、動脈硬化は急速に進行。動脈硬化が進んだところに、さらに早朝高血圧による急激な血圧の変動が加わることで、心筋梗塞などが起こりやすくなります。

仮面高血圧かもしれないと思ったら、家庭血圧を1週間ほど測り、その数値を持って受診しましょう。

仮面高血圧の種類

仮面高血圧

病院などでは正常な血圧なのに、家庭で測る血圧が135／85mmHg以上と高血圧。

早朝高血圧

早朝の血圧が高くなる状態。早朝と寝る前の収縮期血圧の平均値が135mmHg以上で、しかも早朝の血圧が寝る前より20mmHg以上高いと、早朝高血圧の可能性があります。

夜間高血圧

夜間の血圧が高くなる状態。正常であれば、夜、寝ている間は一日のうちで血圧が最も低くなりますが、夜間高血圧の人は夜に血圧が下がりません。そのため、睡眠中にも心臓や血管に負担がかかります。

ストレス高血圧

ふだんの血圧は正常でも、ストレスがかかっているときの血圧が高い状態。仕事中に血圧が上がる場合は「職場高血圧」とも呼ばれます。肥満の人や、家族が高血圧の人に多く見られます。

自分で測って仮面高血圧をチェック！

家庭血圧の測定方法

日本高血圧学会では、朝の起床時と夜の就寝前の毎日決まった時間帯に測定することを推奨しています。

朝：起きて１時間以内に測定

トイレをすませ、服薬前、食事前に測定しましょう。

夜：就寝前に測定

トイレ、食事、飲酒の直後は避け、入浴後は1時間以上時間をあけましょう。

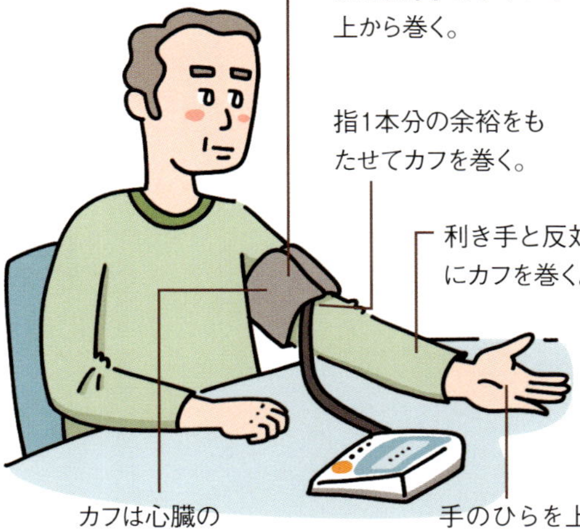
カフは、肌にじかに、または薄手のシャツの上から巻く。
カフは心臓の高さにする。
手のひらを上にして力を抜く。

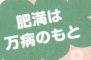

肥満は万病のもと

体重の増加には要注意！

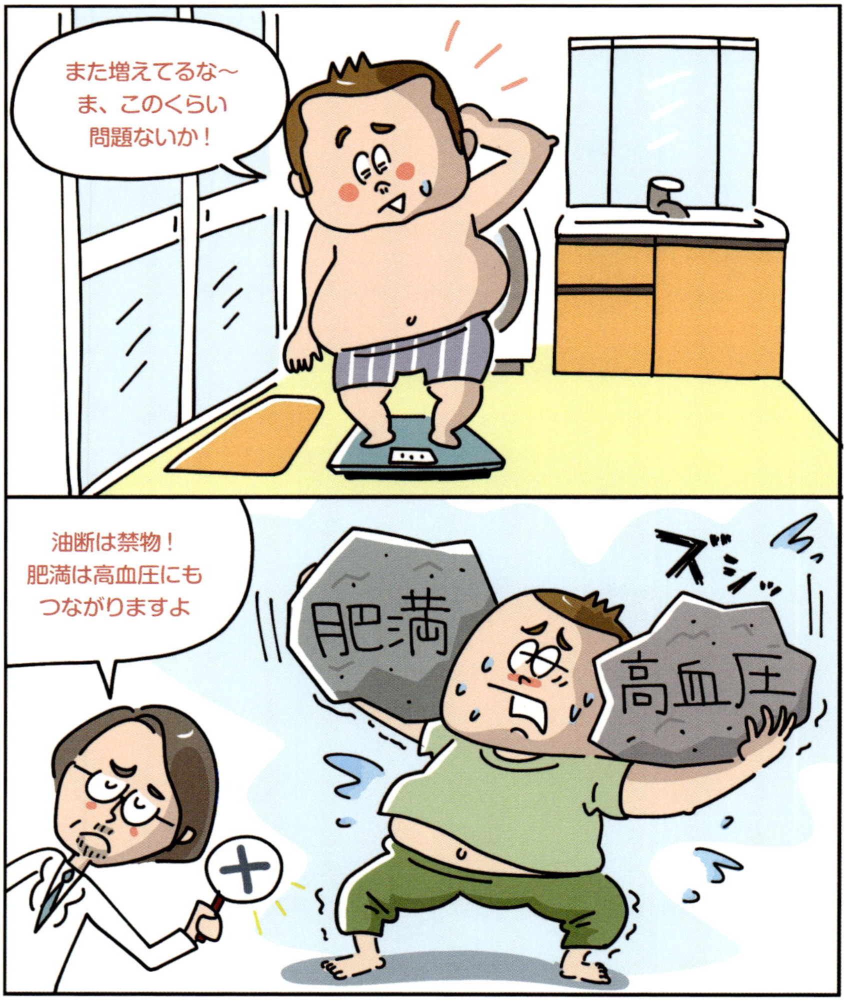
また増えてるな～
ま、このくらい
問題ないか！
油断は禁物！
肥満は高血圧にも
つながりますよ
ズシッ
肥満
高血圧

高血圧の発症率が2～3倍に上昇

肥満の人が高血圧になる確率は、標準的な体重の人の2～3倍といわれます。食事量が多いため、それにともなって食塩摂取量も増えることも理由の一つですが、もっとも重要なのは、糖の吸収を促して血糖値を下げる働きをする「インスリン」への影響です。

体重が増えるとインスリン抵抗性が上がります。簡単にいうとインスリンのきき具合が悪くなるのです。たとえば、正常な状態でインスリンが1出ると血糖値が100下がるとします。これに対し、インスリン抵抗性が上がると、インスリンが1出ても血糖値は10しか下がらなくなります。つまり、血糖値を正常にするために、より多くのインスリンが必要となるのです。

肥満で血圧が上がるしくみ

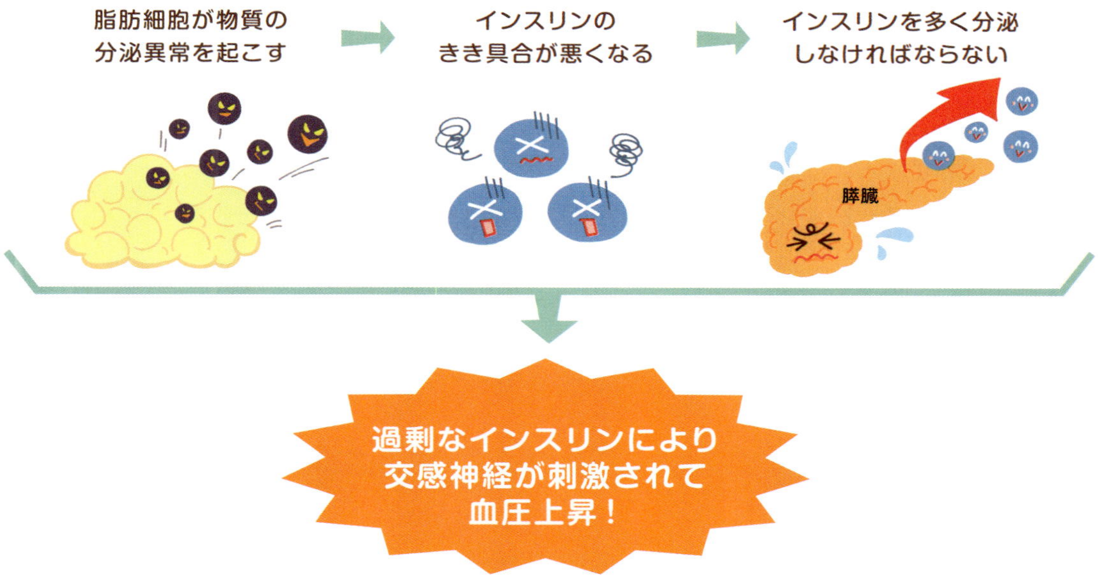
脂肪細胞が物質の
分泌異常を起こす
インスリンの
きき具合が悪くなる
インスリンを多く分泌
しなければならない
膵臓
過剰なインスリンにより
交感神経が刺激されて
血圧上昇！

あなたの肥満度は？

BMIの算出方法

BMI（Body《ボディ》 Mass《マス》 Index《インデックス》）は国際的に認められている体格指数で、体重（kg）を身長（m）の二乗で割ると算出できます。日本肥満学会では、BMIの標準値を男女とも22としています。

BMI ＝体重 <kg> ÷（身長 <m> ×身長 <m>）

18.5未満	やせ
18.5～25未満	普通
25以上	肥満

過剰なインスリンが高血圧を招く

インスリン抵抗性が高い状態が続くと、インスリンが過剰に分泌されます。すると、膵臓などさまざまな臓器に負荷がかかるとともに、「高インスリン血症」を招きます。高インスリン血症では、過剰なインスリンのために交感神経が刺激されて、末梢血管の収縮や血液量の増加が起こり、血圧が上昇します。高インスリン血症をそのままにしておくと、糖尿病の発症や、さまざまな生活習慣病の引き金となることも。

また、肥満の人は睡眠時無呼吸症候群になりやすく、そのことも高血圧を招く要因の一つです（30ページ参照）。

肥満の人が適正レベルまで減量すると、それだけで血圧が正常域に下がることも珍しくありません。1kg減量すると約1㎜Hgの降圧効果が期待できるといわれています。急激に太るのもいけませんが、体重が少しずつ増加することにも注意が必要です。健康診断などで毎年体重が増えている人は早めに減量しましょう。

意外なつながり

ストレスで高血圧になる!?

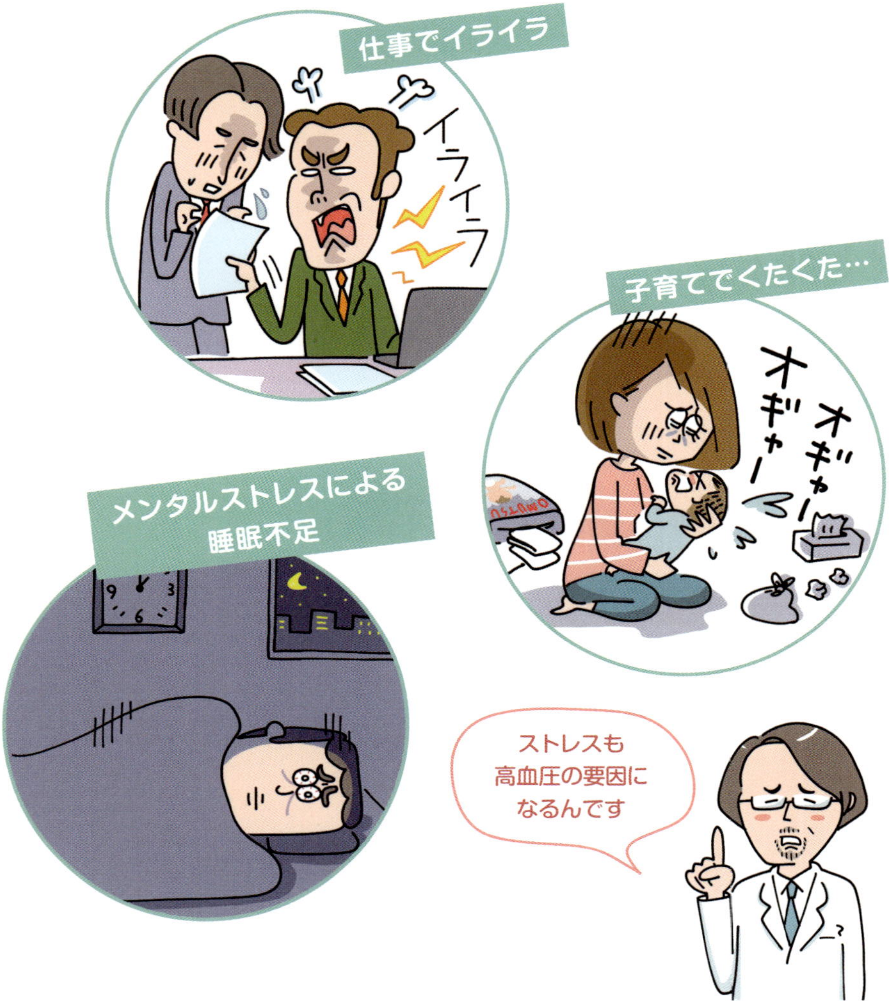
仕事でイライラ
イライラ
子育てでくたくた…
オギャー
オギャー
メンタルストレスによる
睡眠不足
ストレスも
高血圧の要因に
なるんです

ストレスが交感神経を刺激

血圧は、自律神経によってコントロールされています。自律神経は、心身を興奮状態にさせる交感神経と、逆にリラックスした状態にさせる副交感神経からなっています。

　人間はストレスにさらされると、それに抵抗するために交感神経が強く働きます。交感神経の働きが活発になると、末梢血管が収縮し、それに伴って心拍数が増加し、心臓から送り出される血液量が増えます。すると、血液が血管を押し広げる力が高まり、血圧が上昇します。

　また、腎臓のそばにある副腎という器官からは、ストレスなどから体を守るホルモンが分泌されていますが、強いストレスを受けると、この分泌が乱

ストレスと血圧上昇のしくみ

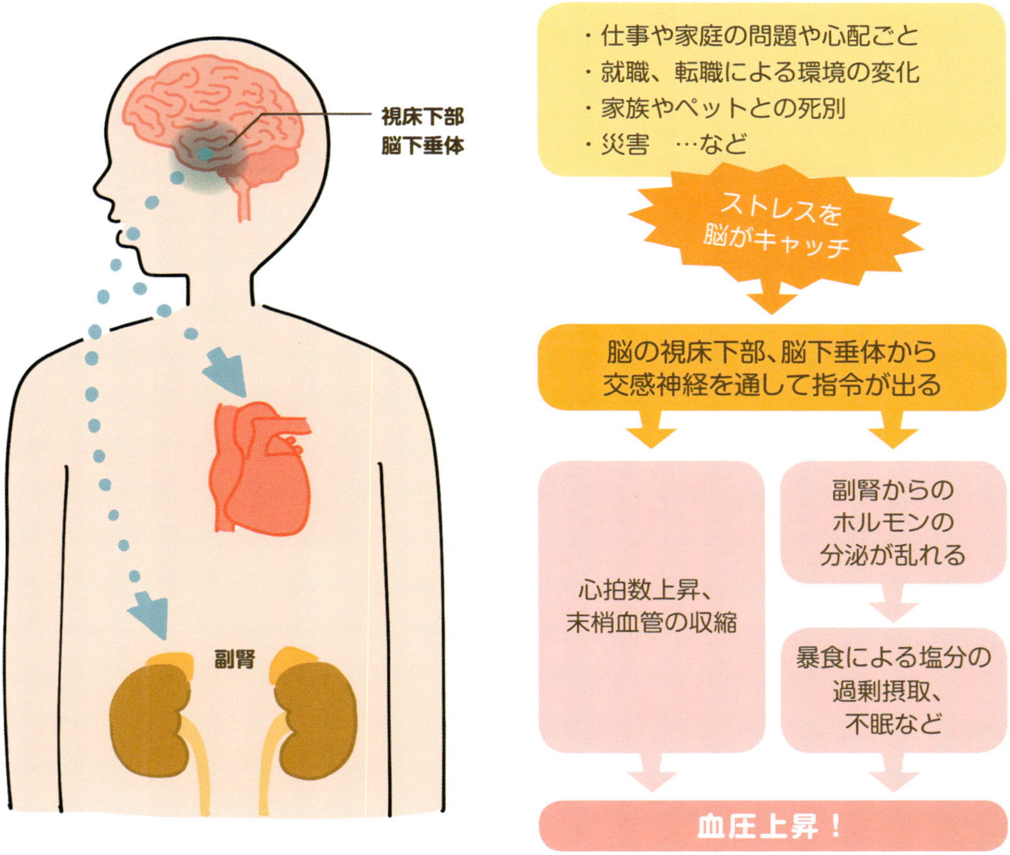
視床下部
脳下垂体
副腎
・仕事や家庭の問題や心配ごと
・就職、転職による環境の変化
・家族やペットとの死別
・災害　…など
ストレスを脳がキャッチ
脳の視床下部、脳下垂体から交感神経を通して指令が出る
心拍数上昇、末梢血管の収縮
副腎からのホルモンの分泌が乱れる
暴食による塩分の過剰摂取、不眠など
血圧上昇！

れます。そのため、ストレスの影響により、暴食して塩をとりすぎたり、不眠になったりして、血圧の上昇を招くこともあります。

心療内科の受診も視野に入れて

仕事のイライラ、子育てや人間関係における心配ごとなど、ストレスの種類は人それぞれです。メンタルストレスによる睡眠不足もあります。

ストレスの感じ方も人によって違います。負荷がかかってもストレスに感じなければ血圧が上昇することはありませんし、逆に負荷が小さくてもストレスを感じれば血圧は上昇します。

改善のためには、ストレスの原因をとり除くことが必要です。また、充分に睡眠をとり、交感神経を休めることも重要です。それでもストレスが続く場合は、心療内科を受診してみるのもよいでしょう。医師の判断によっては、抗不安薬などを一時的に投与しながら、ストレスによる高血圧を緩和する治療をすることもあります。

絶対NG!!

降圧剤は自己判断でやめないで！

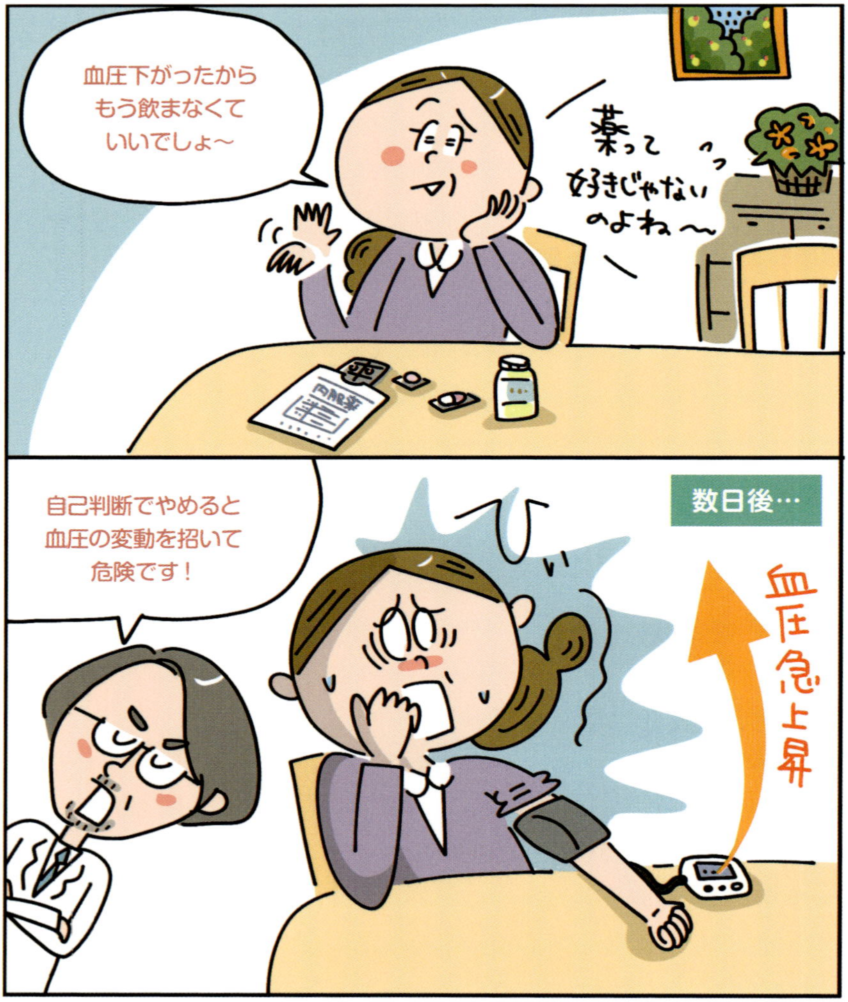
血圧下がったから
もう飲まなくて
いいでしょ～
薬って好きじゃないのよね～
数日後…
自己判断でやめると
血圧の変動を招いて
危険です！
ひぃ
血圧急上昇

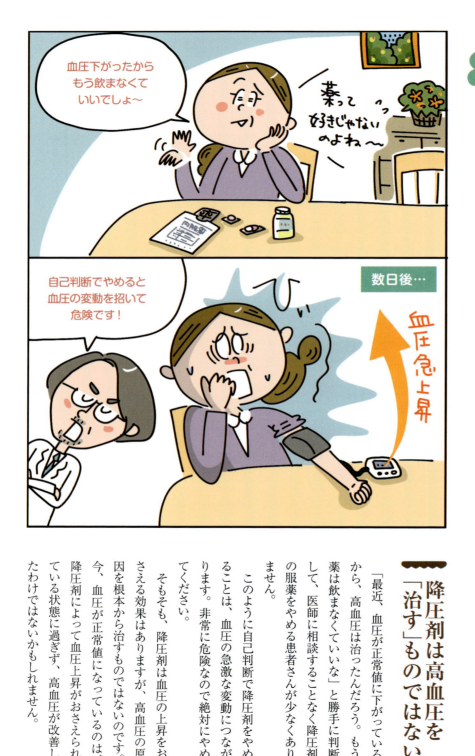

降圧剤は高血圧を「治す」ものではない

「最近、血圧が正常値に下がっているから、高血圧は治ったんだろう。もう薬は飲まなくていいな」と勝手に判断して、医師に相談することなく降圧剤の服薬をやめる患者さんが少なくありません。

このように自己判断で降圧剤をやめることは、血圧の急激な変動につながります。非常に危険なので絶対にやめてください。

そもそも、降圧剤は血圧の上昇をおさえる効果はありますが、高血圧の原因を根本から治すものではないのです。今、血圧が正常値になっているのは、降圧剤によって血圧上昇がおさえられている状態に過ぎず、高血圧が改善したわけではないかもしれません。

自己判断で降圧剤をやめると…

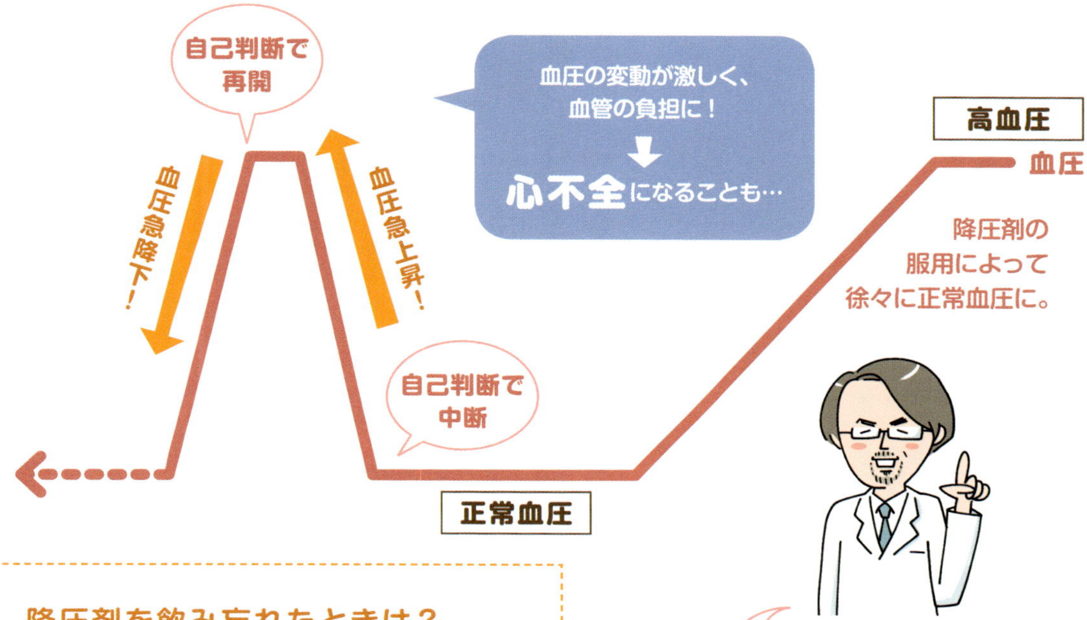

降圧剤を飲み忘れたときは？

かかりつけ医に相談するのが原則ですが、一日1回、朝食後に服用する薬だったら、寝るまでに気づいたときに飲みましょう。一日2回や一日3回の薬の場合は、気づいた時間にもよりますが、その時点で服薬し、以降の分をうしろにずらすといった方法をとります。2回分を一度に服用するのは絶対にやめてください。

薬の量については、
生活習慣の改善で血圧が下がれば、
医師の判断で減らせる場合もあります。
また、血圧が下がりやすい夏場だけ、
薬の量を減らすこともありますが、
くれぐれも医師の指示にしたがってください。

服薬の中断で血圧が急上昇！

高血圧が改善していない状態で勝手に服薬を中断すると、あるとき突然、元の高血圧に戻ってしまうことがあります。患者さんは、血圧が上がると不安になり、自己判断で降圧剤を飲んで、血圧を急激に下げようとします。そして、一定期間は降圧剤を服薬し、血圧が下がったら、また服薬をやめるということをくり返してしまいがちです。

これは、血圧の急上昇と急降下という危険な状態を、自ら何度も作り出していることになります。血圧の大きな変動は、血管に負荷をかけ、動脈硬化を進行させます。自己判断による降圧剤の中断や再開は、心不全や脳出血などのリスクを高めるばかりです。

服薬を中断して血圧が急上昇した場合は、すぐに医師に連絡して状況を説明し、適切な対処法の指示を受けてください。また、その後は必ず受診して、降圧剤の量なども相談しましょう。血圧を安全にコントロールするためには、自己判断は禁物です。

心がけよう

生活習慣の見直しで血圧は下がる

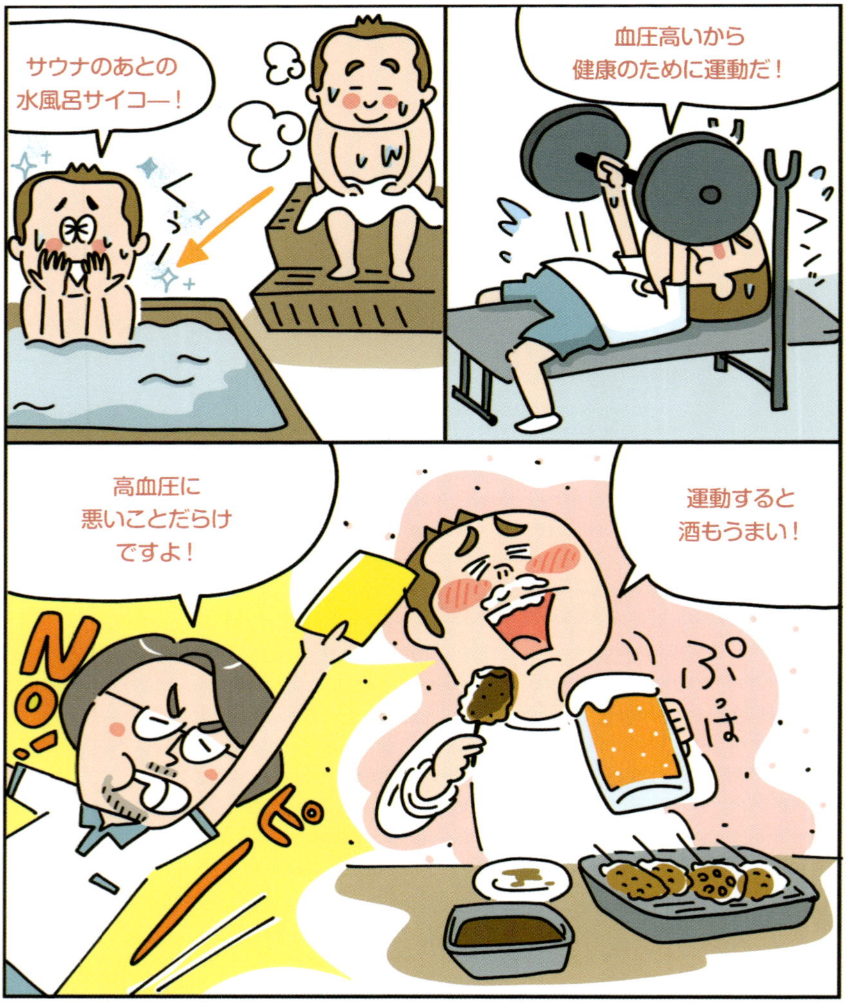
血圧高いから
健康のために運動だ！
サウナのあとの
水風呂サイコー！
運動すると
酒もうまい！
ぷはっ
高血圧に
悪いことだらけ
ですよ！
NO!
ピー

高血圧は生活習慣病の一つ

高血圧は、バランスの悪い食生活や運動不足などを続けた結果に起こる「生活習慣病」の一つです。したがって、高血圧を改善するには、食習慣の見直しや運動などによる生活習慣の改善がとても重要です。

食習慣は、塩分をとりすぎないようにすること、食べすぎに注意して肥満を予防、改善することがたいせつです（くわしくは22～27ページ）。飲酒は適量にとどめましょう（29ページ参照）。

また、ストレスが高血圧を招くこともあるので、心当たりのある人は原因の解消に努めましょう（16～17ページ参照）。喫煙は高血圧によくないのはもちろん、健康に悪影響しかありません（30ページ参照）。禁煙をおすすめします。

生活習慣が高血圧の引き金に…

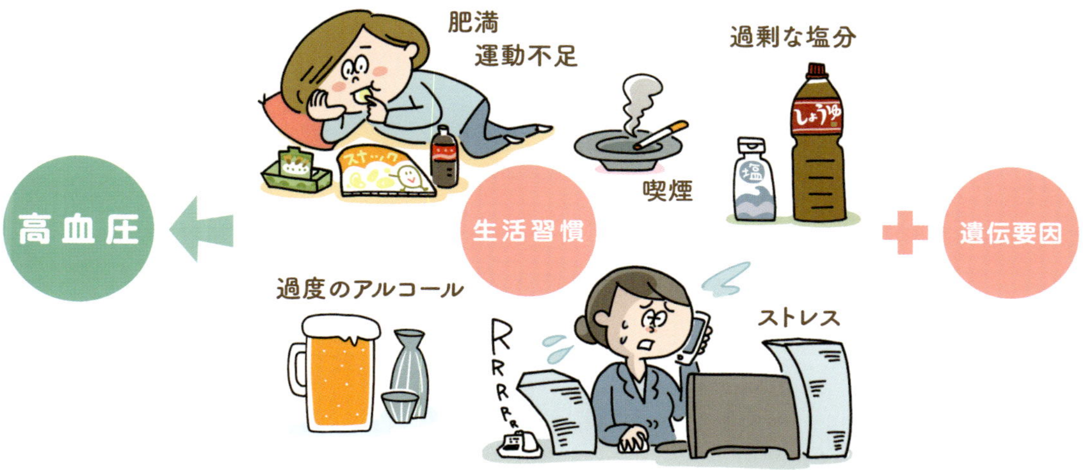

運動は有酸素運動を！

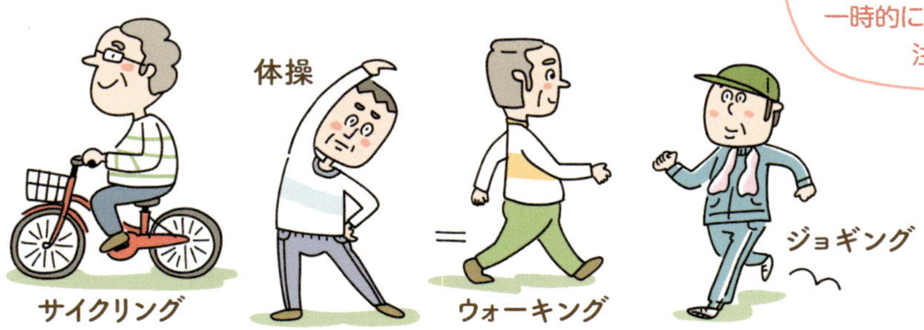
体操
サイクリング
ウォーキング
ジョギング

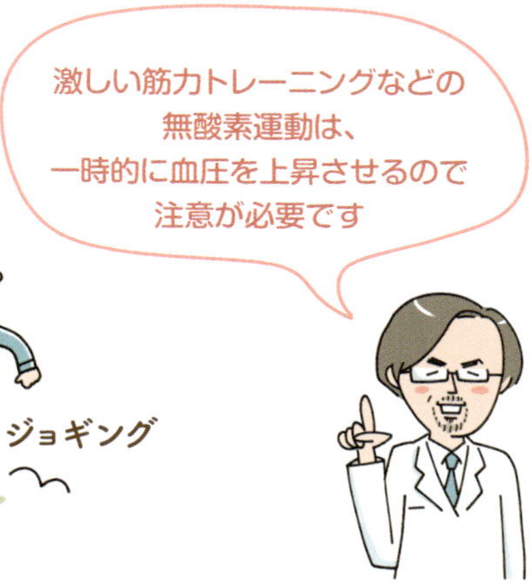
激しい筋力トレーニングなどの
無酸素運動は、
一時的に血圧を上昇させるので
注意が必要です

有酸素運動は血圧を下げる効果あり！

生活するうえでは、温度変化にも注意が必要です。急激に温度が変化すると血圧が一気に上下して、心臓や全身の血管に異変が起き、心筋梗塞、脳梗塞、脳卒中などを引き起こす「ヒートショック」を招きます。暖房のきいた暖かい部屋から冷えきった浴室への出入り、サウナの直後の水風呂などは避けてください。

なお、運動をすると血液の循環がよくなり、体内のホルモンや血液の量、自律神経の働きなどが、血圧を下げる方向に変化します。血圧は高めでも服薬による治療をしていない人や、服薬していても状態が落ち着いている人は、積極的に運動しましょう。おすすめなのは、散歩や軽いジョギング、サイクリング、水泳、ラジオ体操などの有酸素運動です。運動による減量効果やストレス解消も期待できます。重量上げなどの筋力トレーニングや短距離走のような無酸素運動は、一時的に血圧を上昇させるのであまり適しません。

食事のポイント①

減塩がたいせつなのはなぜ？

過剰な塩分をとり続けると？

体の中では……

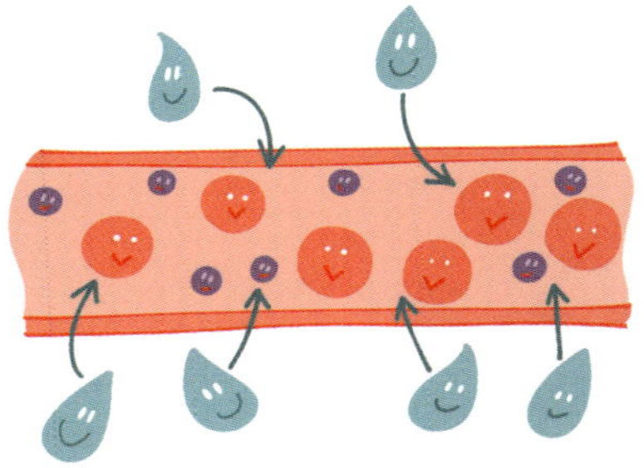

ナトリウムの濃度を薄めるために水分が血液中に移動。

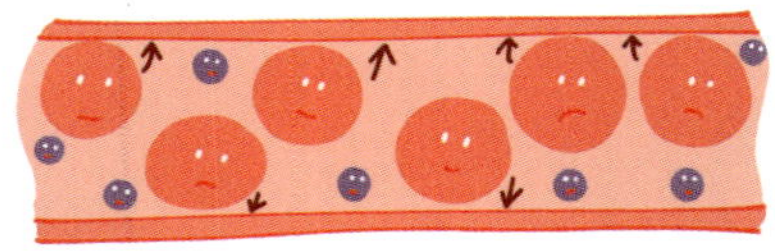

血液量が増えて、血管に強い圧力がかかる
＝高血圧！

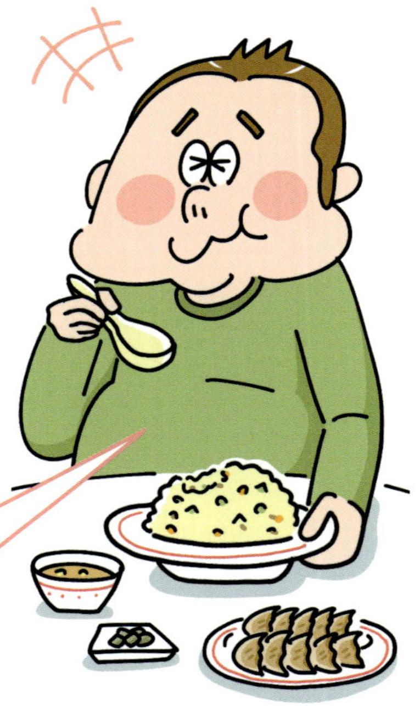

塩分をとりすぎると血液量が増えて血圧が上がる！

高血圧の食事療法では、過剰な塩分を減らすことが中心になりますが、どうして塩分制限が必要なのでしょうか。

食事中の塩分の本体であるナトリウムは、体に必要な量を超えると腎臓から排泄されますが、排泄される量以上に摂取し続けると、ナトリウムが血液中に残ります。すると、これを適正な濃度にうすめるために、細胞内の水分が血液中に移動して血液量を増やします。増えた血液は、血管により強い圧力をかけ、その結果、血圧が高い状態を引き起こします。塩分を制限するということは、血液中の余分なナトリウムと水分を減らして、血管へかかる圧力を弱めるということです。

まずはふだんの食事や嗜好をチェック！

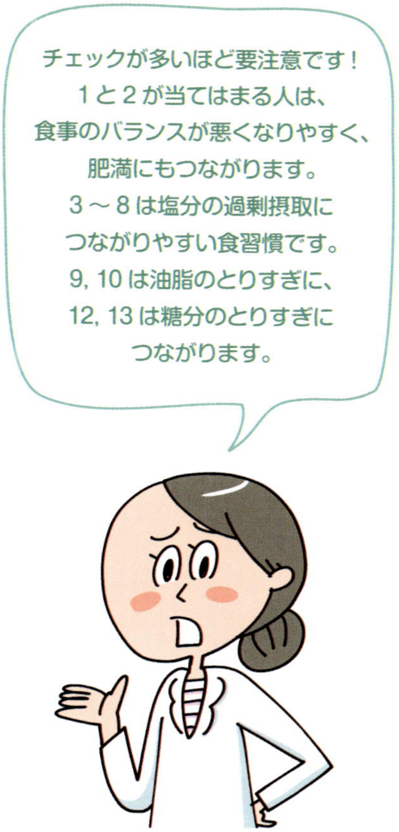
チェックが多いほど要注意です！
1と2が当てはまる人は、
食事のバランスが悪くなりやすく、
肥満にもつながります。
3～8は塩分の過剰摂取に
つながりやすい食習慣です。
9, 10は油脂のとりすぎに、
12, 13は糖分のとりすぎに
つながります。

		チェック欄
1	食事が不規則	
2	食事を食べないことがある	
3	濃い味の料理が好き	
4	汁物は一日1杯以上飲む	
5	めん類の汁は飲む	
6	漬物やつくだ煮などが好き	
7	料理にしょうゆやソースを多めにかける	
8	ごはんよりおかずを多く食べる	
9	揚げ物やこってりした料理を食べることが多い	
10	魚料理より肉料理を食べることが多い	
11	野菜をあまり食べない	
12	菓子類などの間食が多い	
13	砂糖入りの飲み物や甘い清涼飲料をよく飲む	
14	喫煙の習慣がある	
15	アルコールをよく飲む	

バランスのよい食事が基本です

血液量が増えたとしても、血管に弾力性があれば、増えた血液の量に応じて血管が広がるため、血圧はそれほど上がりません。しかし、動脈硬化がある場合は血管の弾力性が落ちているため、血液量の増加による強い圧力がかかって血圧が上昇します。

動脈硬化の原因には、血液中のブドウ糖が高くなる糖尿病や、コレステロールや中性脂肪が高い脂質異常症などがあります。また、悪玉コレステロールは血管壁に入り込んで沈着し、血管の内腔を狭めます。血管が狭くかたくなることで高血圧が進展するという悪循環となるのです。

高血圧の食事療法では、塩分の管理で余分な血液量を減らすことと、動脈硬化につながる病気を起こさない、悪化させないことがたいせつです。それにはバランスのよい食事をとり、適正な体重を維持することが基本となります。喫煙や過度の飲酒は避け、適度な運動をすることも重要です。

食事のポイント②

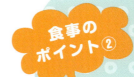

食べ方のくふうで減塩できる！

どこで減塩できる？

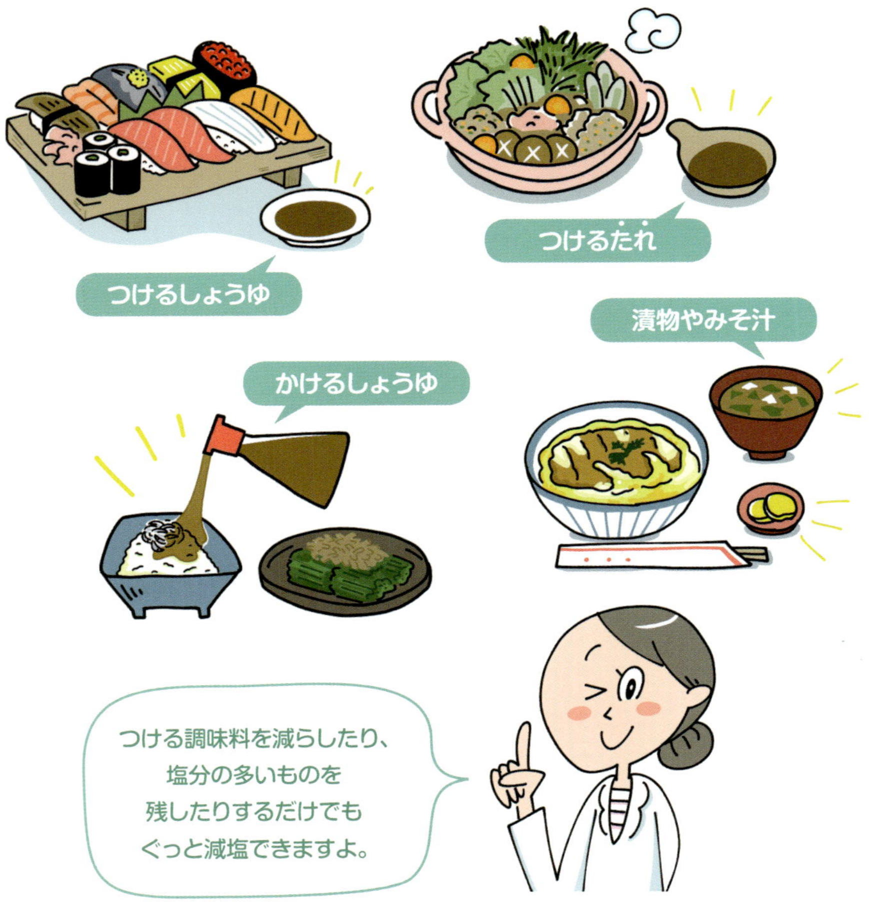

つけるしょうゆ
つけるたれ
漬物やみそ汁
かけるしょうゆ
つける調味料を減らしたり、
塩分の多いものを
残したりするだけでも
ぐっと減塩できますよ。

一日の食塩摂取量を6g未満に

日本人は一日に男性10・8g、女性9.2gの食塩（塩分）を摂取しています（平成28年国民健康・栄養調査より）。これは世界的に見ても非常に多い量です。日本高血圧学会が作成しているガイドラインでは、血圧を下げ、高血圧に伴う合併症を予防するため、一日の塩分摂取量が6gを超えないようにすることを提言しています。これは高血圧の治療だけではなく、予防にも役立つと考えられます。

漬物や汁物、料理につけたりかけたりするしょうゆやドレッシングなど、ふだんの食事で知らず知らずのうちに塩分をとりすぎていることが多いものです。まずは減塩に意識を向けることから始めましょう。

ふだんの食事で塩分を減らす方法

塩分を多く含む食品は避ける！

漬物、つくだ煮、干物、練り製品、加工肉などは、どれも塩分が多い食品です。どうしても食べたいときはごく少量に。

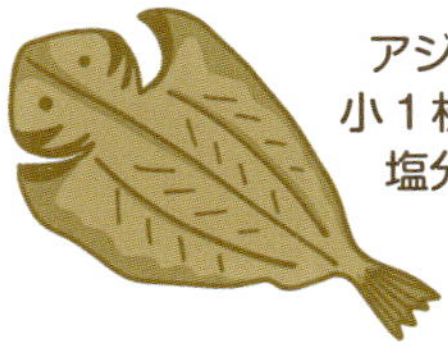
アジの干物
小１枚（65g）
塩分 1.1g

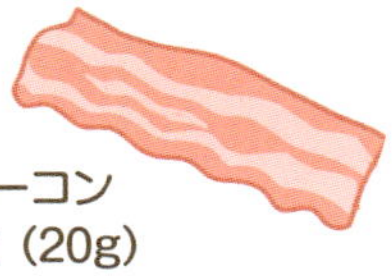
ベーコン
１枚（20g）
塩分 0.4g

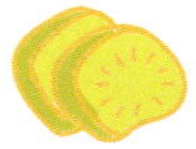
たくあん
２切れ（40g）
塩分 1.7g

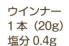

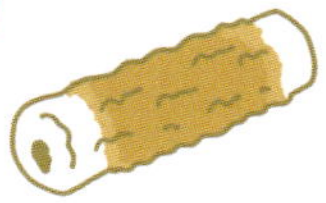
ちくわ
中１本（30g）
塩分 0.6g

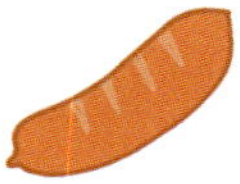
ウインナー
１本（20g）
塩分 0.4g

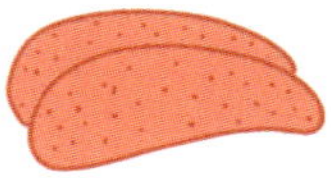
タラコ
小１腹（50g）
塩分 2.3g

料理にかける調味料を減らす！

習慣的に使っている調味料も見直してみましょう。たとえば、焼き魚は塩をふってあるのでしょうゆをかける必要はありません。しょうゆやソースは、かけるよりもつけるほうが量を少なくできます。また、しょうゆは1滴ずつ出てくる容器もあり、かけすぎ防止に役立ちます。

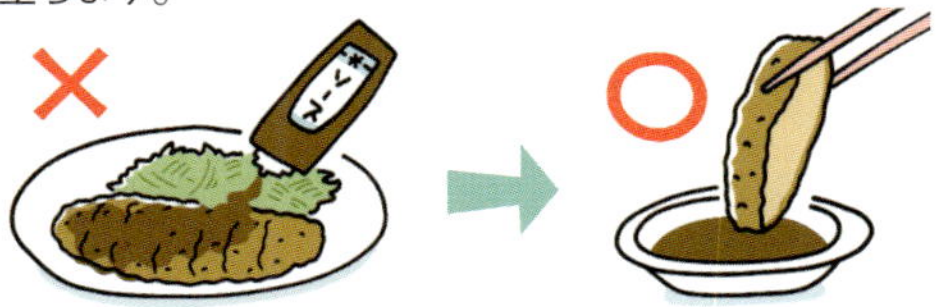

汁物は、一日におわん半分以下に！

みそ汁やスープは、具を多くして汁を減らしましょう。汁を飲むなら半量までに。めん類の汁は味見程度にとどめて、極力飲まずに残してください。

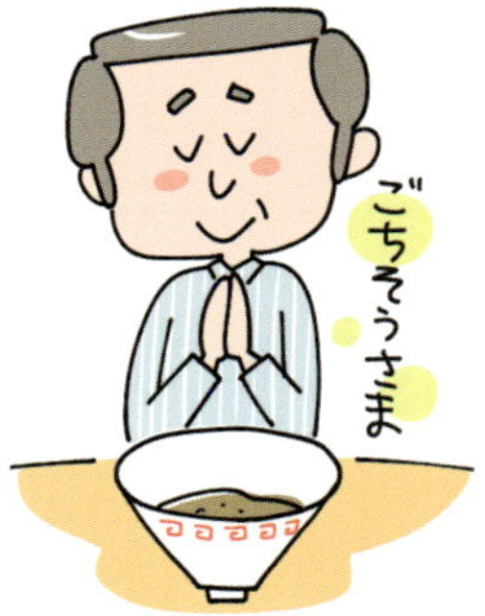

まずは加工食品を減らすことから

食事の中の塩分は、調味料に含まれるものと、加工食品に含まれているものに分けられます。

調理のくふうによってコントロールできるのは、使う量を自分で調整できる調味料です。ただし、ふだんの食事の塩分のうち、調味料に含まれるものは約40％と半分以下。残りの60％は加工食品や市販の惣菜などに含まれる塩分です。

加工食品の場合、食品そのものに塩分が含まれていますから、食べる量でコントロールするしかありません。減塩するためには、まず塩分を多く含む食品を減らしましょう。塩分を多く含む食品としては、漬物、つくだ煮、干物、練り製品、加工肉（ハム、ウインナーなど）が代表的です。

調味料についても、調理の段階ではなく食べ方のくふうで減らすことが可能です。食卓でかけるしょうゆやソースを減らす、汁物やめん類のスープは残すといった方法を実践しましょう。

食事のポイント③

減塩するための調理のコツ

減塩食をおいしく食べやすくする方法

表面に味をつける！

食べるとき、最初に舌に触れるのは料理の表面なので、食材の表面に調味料をまぶすと少量でも味を感じやすくなります。

だしをきかせてうま味で食べる！

こんぶや削りガツオなどでしっかりとだしをとると、減塩でもおいしく仕上がります。市販の顆粒だしには塩分が含まれるので要注意。

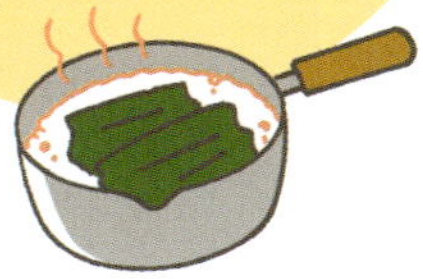

うす味と濃い味のメリハリをつける！

献立の全部をうす味にするのではなく、1品に塩分を集中させるなどメリハリをつけたほうが、もの足りなさを感じにくくなります。

酸味、香辛料、薬味などでうす味をカバー！

酢やレモンの酸味、カレー粉などのスパイス、ねぎ、しょうが、しそといった薬味で料理にアクセントを。

適量の油脂でこくをつける！

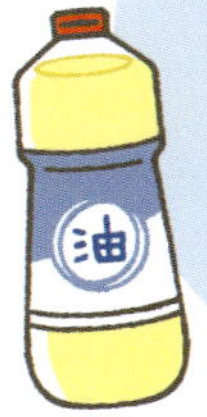

油で揚げたりソテーしたりすると、こくが出て塩分の少なさを補うことができます。油脂は、とりすぎないよう気をつけてください。

調味料を減らしつつおいしさをキープ

一日の塩分摂取量を6g未満にコントロールするには、家庭で手作りする料理の減塩も欠かせません。しかし、「一日6g未満」と言われてもピンと来ないというかたも多いでしょう。そこでおすすめしたいのが次の方法です。

まず、6gの塩分に相当するしょうゆ60㎖を清潔な容器に入れます。そして、料理を作るときや、食卓で料理にかけるときには、ここからしょうゆを出して使います。みそなどほかの調味料を使う場合は、塩分をしょうゆに換算して、その分のしょうゆを容器から除きます。少し手間がかかりますが、日ごろいかに調味料を使いすぎているかを実感できるはずです。

とはいっても、調味料を減らすこと

で食事を楽しめなくなっては困ります。

減塩は続けることが大事ですから、おいしさとの両立が肝心です。だしのうま味をきかせる、塩味以外の酸味や香りをいかす、油脂でこくを出すなど、調理方法をくふうしてじょうずに減塩しましょう。煮物など、砂糖としょうゆで調味する料理は、砂糖も控えめにするのがうす味に作るコツです。

カリウムを摂取してより効果的に

減塩をより効果的に行うために積極的に摂取したいのが、ナトリウムの排泄作用があるカリウムです。カリウムは野菜やくだものに多く含まれています（94ページ参照）。ただし、腎臓の機能が低下している場合は体内にカリウムが過剰となりますので医師に相談しましょう。また、食塩の代わりに使える減塩調味料として「低ナトリウム塩」が市販されていますが、これは食塩中のナトリウムをカリウムに置きかえているものが多いため、同じく注意が必要です。

調味料の塩分量

調味料小さじ１杯（5mℓ）の塩分量

＊カレールーのみ１食分20gの塩分量です。

濃い口しょうゆ	0.9g
減塩しょうゆ	0.5g
みそ（淡色辛みそ）	0.7g
減塩みそ	0.4g
塩（精製塩）	6.0g
あら塩	5.0g
中濃ソース	0.4g
ポン酢しょうゆ	0.5g
マヨネーズ	0.1g
ケチャップ	0.2g
顆粒和風だし	1.2g
顆粒中華だし	1.4g
顆粒コンソメ	1.3g
めんつゆ（３倍濃縮）	0.7g
めんつゆ（ストレート）	0.2g
カレールー（1食分20g）	2.1g＊

本当に健康にいいの？

サプリメントとのつき合い方

「栄養機能食品」「栄養補助食品」「健康食品」などの名称で、さまざまなサプリメントが市販されています。しかし、これらは日々の食事で不足しがちな栄養成分を補給、補完する食品であって、薬とは違います。サプリメントで病気が治ることはありません。

栄養を補うという意味では、サプリメントを使う前に、ふだんの食事の過不足を見直すことが大事です。安易なサプリメントの利用は、栄養素の過剰摂取（特に脂溶性ビタミンであるビタミンA・D・E・Kや各種ミネラル類）になりやすく、薬剤との相互作用や、腎臓などの臓器に負担がかかる場合もあります。使用するときは、かならず医師や薬剤師に相談しましょう。

また、薬を処方されている場合は、サプリメントの利用によって、薬の作用が増強されたり、逆に弱くなったりすることがあります。治療の効果が出なくなる恐れがありますので、内服時の注意はかならず守りましょう。

教えて！

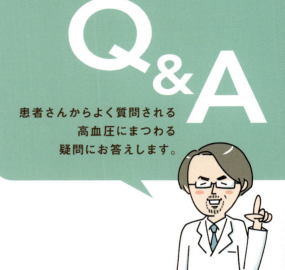

高血圧なんでも Q&A

患者さんからよく質問される
高血圧にまつわる
疑問にお答えします。

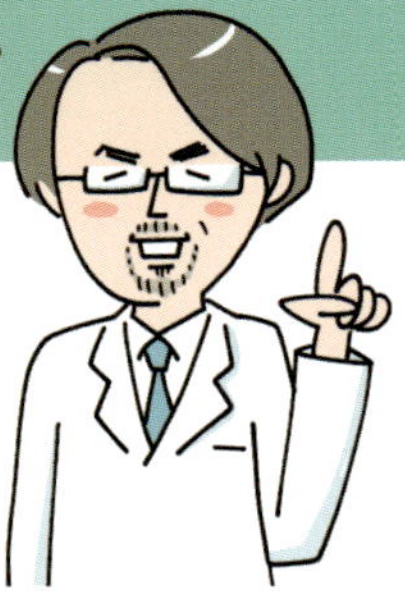

Q 血圧の上と下ってなんなのですか？

A. 血圧の「上」と呼ばれるのは、最高血圧(収縮期血圧)です。心臓が収縮して血液が血管に送り出されたときに、血管にかかる圧力のことです。一方、「下」と呼ばれるのは最低血圧(拡張期血圧)で、心臓が血液を送り出したあとに拡張したときの血圧のことです。最高血圧は心臓の機能と血管の状態を、最低血圧は血管の状態を反映します。

血圧の上下の差のことを「脈圧」といい、脈圧の大きさから血管の状態を知ることができます。脈圧の正常値は、40～50mmHgです。上下の差がこれよりも大きかったり小さかったりする場合は、注意が必要です。脈圧が正常値でない場合は、病院での診察を受けるようにしてください。

Q 家族に高血圧が多いのですが、遺伝するのですか？

A. 両親や親類などの血縁者に高血圧や心臓血管系の合併症を起こした人がいる場合は、遺伝的に高血圧になりやすい体質をもっている可能性があります。日ごろから特に注意しておく必要があるでしょう。

しかし、遺伝的な要素だけで高血圧になるわけではありません。減塩、節酒、禁煙、肥満の予防・改善、適度の運動など、生活習慣に気をつけていれば、高血圧、ひいては心疾患などの発症は未然に防ぐことができます。

Q 糖尿病の人は高血圧になりやすいと聞きました。なぜですか？

A. 糖尿病の人が高血圧を合併する割合は、糖尿病でない人の約2倍ということがわかっています。

糖尿病は、インスリンの働きが充分でないために、血糖値が高くなってしまう病気です。インスリンが効きにくい状態なので、それを補うためにインスリンが多量に分泌され、「高インスリン血症」を招きます。

高インスリン血症は、腎臓からのナトリウムの再吸収を増加させるため、体がこれをうすめようとして、血液量が増えます。同時に、血管の機能にも悪影響を及ぼし、血管をかたくしてしまいます。これらが原因で血圧が高くなるのです。また、過剰なインスリンによって交感神経が刺激されることも、血圧が高くなる理由の一つです。

Q 降圧剤を飲んでいれば、減塩しなくてもよいのでは？

A. 降圧剤は血圧を下げる薬ですが、高血圧そのものを治療する効果はありません。降圧剤によって血圧を下げている状態であれば、すぐに心筋梗塞を起こす心配はありませんが、血圧を下げるためには減塩をはじめ、節酒、禁煙、肥満の予防・改善といった生活習慣の改善が必要不可欠です。

また、塩分のとり過ぎは腎臓などの臓器にも負担をかけます。血圧さえ下げていれば、ほかの臓器も守れるというものではないのです。

Q 男性のほうが女性よりも高血圧になりやすいのですか？

A. 確かに、高血圧の人の割合は男性のほうが高いのですが、40代以降になると、女性も高血圧の人が多くなってきます。厚生労働省の調査データを見てみると、女性の場合、30代までは高血圧の人は全体の数%ですが、予備群まで含めると、40代では5人に1人、50代では半数近くが高血圧、または高血圧発症の危険性があるという結果が出ています。年齢が上がるとともに、高血圧のリスクが高まっていることがわかります。

この大きな原因の一つが更年期で、更年期が原因の高血圧を更年期高血圧と呼びます。更年期高血圧の場合には、エストロゲンの減少にともない、血圧をコントロールしている自律神経の働きが乱れることが大きな影響を与えていると考えられています。加齢とともに、女性も高血圧に注意することが必要です。

Q 年をとると高血圧になりやすいのはなぜなのですか？

A. 年をとると、最高血圧が高くなることがわかっています。心臓が収縮して血液を送り出すとき、血管壁にかかる圧力が最高血圧（収縮期血圧）です。最高血圧は、前にも述べたように（28ページ参照）、心臓の機能や血管の状態を表しています。

最高血圧が高くなるのは、老化によって血管の弾力性が低下するためです。また、自律神経の働きが低下し、血管の収縮や拡張がうまくできなくなることも、原因の一つと考えられています。

最高血圧が高めだとわかったら、食事や運動などについて医師の生活指導をよく守り、動脈硬化になるリスクを少しでも減らすようにしましょう。

Q 高血圧の人は飲酒してはいけませんか？

A. アルコールを飲むと血管が一時的に拡張するため、血圧は一時的に下がります。しかし、飲酒量が多い生活を長く続けていると、高血圧症になるリスクも高まります。飲酒する場合は、節度ある適度な量にとどめましょう。

厚生労働省が推進する国民健康づくり運動「健康日本21」によると、「節度ある適度な飲酒量」は、1日平均純アルコールで約20g程度とされています。これは、日本酒1合弱（160mℓ）、ビール中びん1本（500mℓ）、ウイスキーシングル2杯（60mℓ）、ワイン2杯弱（200mℓ）に相当します。

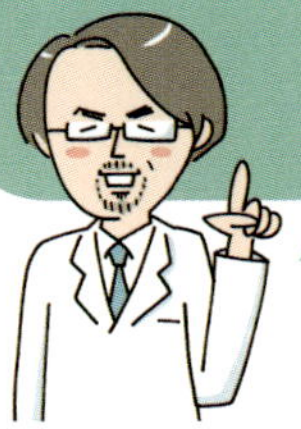

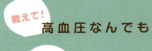

Q 喫煙はどうして高血圧に悪いのですか？

A. たばこを吸うと、ニコチンが交感神経系を刺激するために、血圧が上がり、脈拍が増えます。また、一酸化炭素が増加するために血液中の酸素が不足ぎみになります。全身の細胞で酸素が不足すれば、心臓は酸素を供給するために血圧を上げて血流を増やそうとしますから、心臓には大きな負担がかかります。

たばこに含まれる酸化物質は、血管や血液の機能を保つのに重要な役割を果たしている血管内皮細胞（10ページ）にダメージを与えることもわかっています。喫煙は、動脈硬化の進行も早めることになるのです。

喫煙は、高血圧だけでなくあらゆる病気のリスクを高めます。健康のためには禁煙することをおすすめします。

Q いびきと高血圧って、なにか関係あるのですか？

A. 人から「うるさい」と指摘されるほどのいびきの場合、なんらかの病気が原因であると考えられます。代表的なものは睡眠時無呼吸症候群によるものです。睡眠時無呼吸症候群では、睡眠中に呼吸が停止する状態（無呼吸）や止まりかける状態（低呼吸）が何度もくり返されることで酸素不足となります。そのために自律神経のバランスがくずれ、高血圧や多くの心血管病の発症につながると考えられています。

いびきの症状がなくても、睡眠時無呼吸症候群になっている人は多いものです。朝起きてもすっきりしない、昼間に眠気があるなどの症状がある場合は、睡眠時無呼吸症候群の可能性があるので、病院で診察を受けるようにしてください。

Q 季節や時間によって血圧は変わるのですか？どの時点の血圧で判断すればよいのでしょう？

A. 血圧は一般的に、夏には下降し、冬に上昇します。このような変動を季節変動といいます。夏に血圧が下降する理由としては、気温が高いために血管が拡張すること、また、汗をかく量が増えて塩分と水分が体外に排出されやすくなり、体内の血液量が減ることなどがあります。気温が低い冬には、交感神経の働きが活発になり、血管を収縮させ、血圧を上昇させて体温を維持しようとします。発汗量が少なく体内に水分がたまりやすいことや、運動量が減って体重が増加しやすいことも、血圧上昇に影響します。

また、血圧は一日の中でも変動します（日内変動）。朝、昼、夜では、一般的には夜に血圧は低くなります。これは、夜になると副交感神経が優位になるためです。

いつ測定した血圧であっても、参考にならないということはありません。日内変動については、朝と夜に血圧を測り、両方を記録するのがよいでしょう。また、季節変動が大きい場合は、薬の量を調節することがありますが、自己判断で増減するのは絶対にやめてください。血圧の上がりやすい冬は、心筋梗塞や脳卒中も増えるので、急な血圧変動を起こさないように気をつけて生活しましょう。

PART
2

高血圧の人の献立レッスン

一日の塩分を6g未満にするのは、慣れないうちはむずかしいことかもしれません。
まずは、一日３食どんな食事をとれば塩分を6g未満にできるのか、
お手本となる献立でイメージしてみましょう。
また、外食などで塩分をとりすぎた場合は、前後の食事で調整するのがポイントです。
1食で塩分1.5g以下の減塩献立をご紹介しますので、活用してみてください。

うっかりとりすぎを防ぎ、調理のくふうで目標をクリア！

塩分6g未満の一日献立

朝食

34ページ

・パン
・オムレツ トマトソース　・ツナサラダ
・かぼちゃのポタージュ
・フルーツ

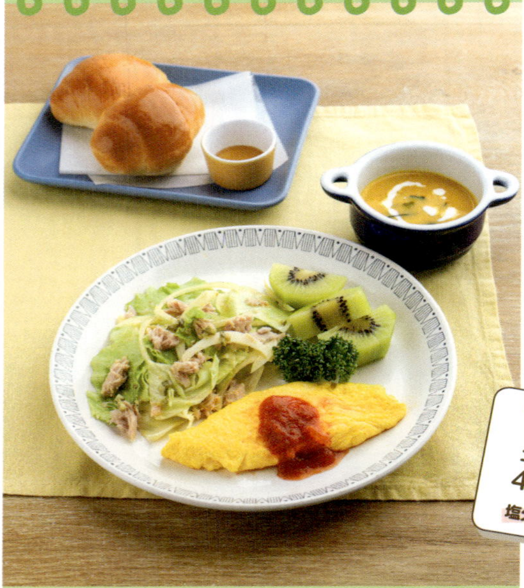

1人分
エネルギー 483kcal
塩分 2.1g

洋食は比較的うす味でも食べやすい料理が多いのですが、主食のパンには塩分が含まれているので、おかずは通常よりも味つけをうすくして減塩を心がけましょう。パンに塗るバターにも塩分が含まれるので、使う場合は無塩バターにしてください。スープなどの汁物は、量を少なくします。一日の１食目です。朝食で塩分を使いすぎないようにこころがけましょう。

献立は、主食、主菜、副食によって組み立て、栄養バランスをととのえましょう。

献立の中の１品だけには味をやや濃い目につけ、ほかの料理はうす味にしたり塩分を使わない料理にしたりして、味のメリハリをつけるのも、無理なく減塩するためのくふうの一つです。

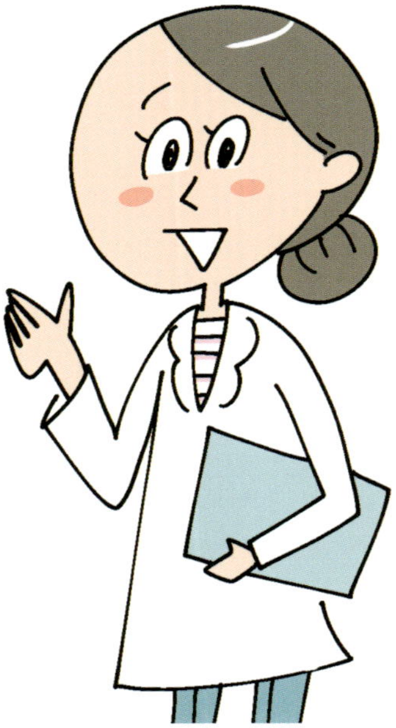

この献立の一日の栄養価

1人分
エネルギー 1,659kcal
塩分 5.9g

一日の目標量6g未満をクリア!

夕食

38ページ

- 雑穀ごはん
- エビフライ タルタルソース
- たぬき風冷ややっこ
- 白菜の梅あえ

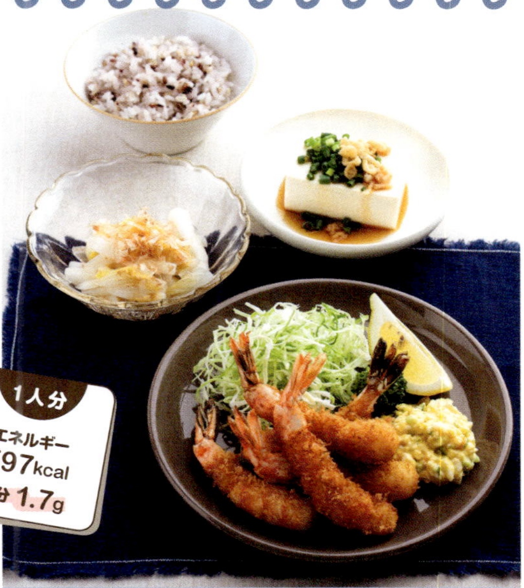

1人分
エネルギー 597kcal
塩分 1.7g

夕食はしめくくりの食事ですので、一日の塩分の調整をします。朝食、昼食の塩分が多いときは夕食の塩分を減らしましょう。逆に夕食の塩分が多いときは、朝、昼の塩分を減らしますが、1回の食事に、塩分を集中させるような献立はよくありません。この献立では、主食を雑穀ごはんにしています。雑穀が入ると、ごはんにうま味が加わり、異なる食感も楽しめます。

昼食

36ページ

- 焼きチャンポン風
- かぶの酢の物
- ヨーグルトドリンク

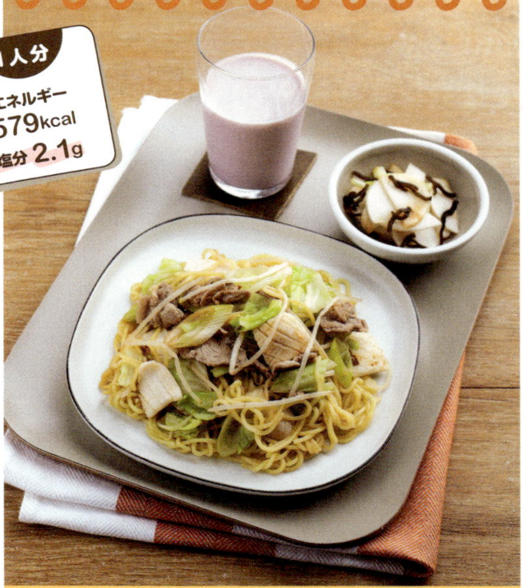

1人分
エネルギー 579kcal
塩分 2.1g

めん料理は、汁のないもののほうが塩分がおさえられるのでおすすめです。具に肉や野菜をたっぷり使うことで、主菜を兼ねるめん料理になります。食べるときに、お好みでからしなど、塩分を含まない香辛料を使うのも、おいしくいただくくふうの一つです。副菜には、酸味を利用して塩分を控えた酢の物を組み合わせました。

塩分6g未満の一日献立

朝食

1人分
エネルギー 483kcal
塩分 2.1g

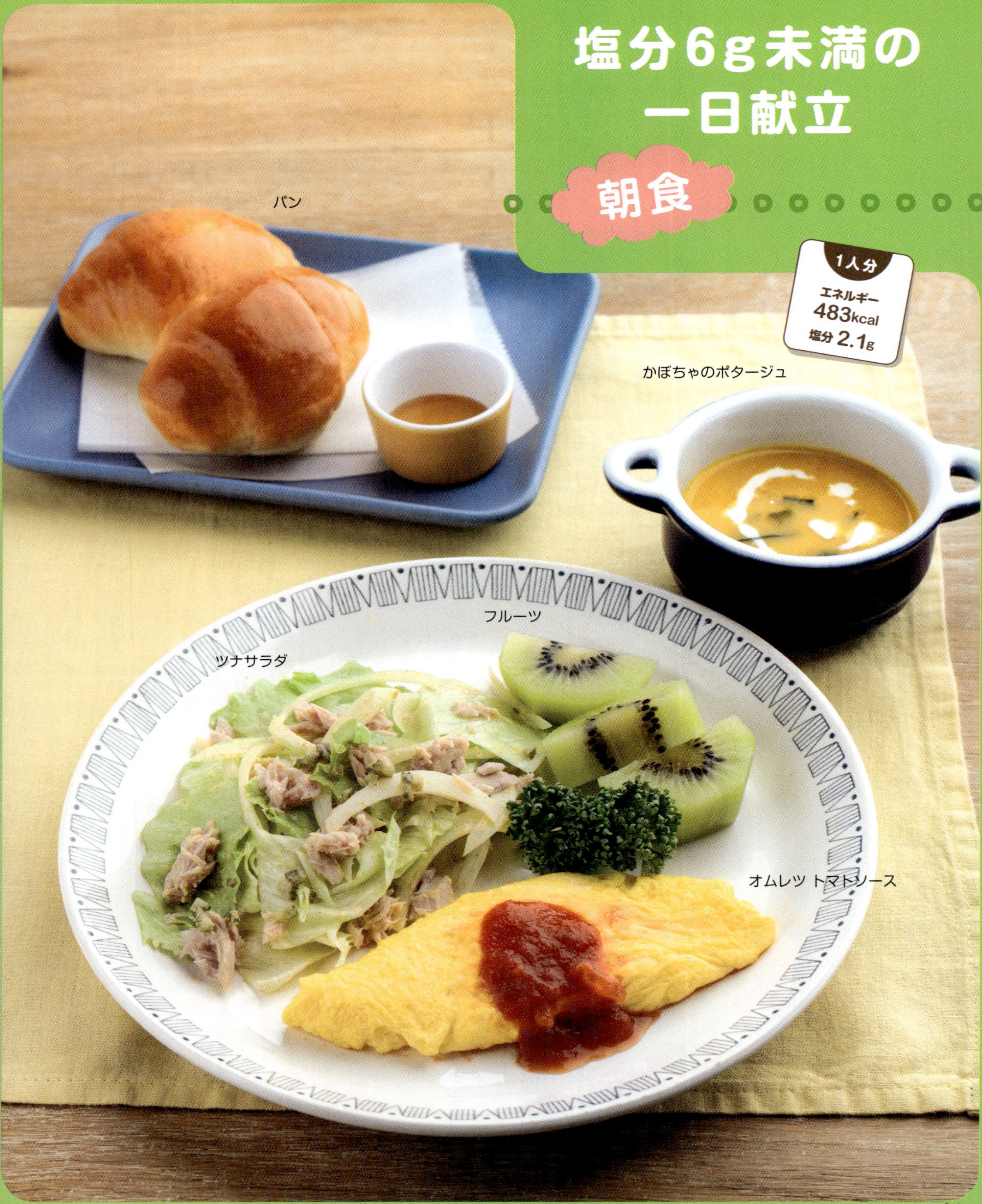

かぼちゃのポタージュ

材料（1人分）

かぼちゃ（皮つき）……30g
洋風だし……1/4カップ（50mℓ）
こしょう……少量
牛乳……大さじ2
生クリーム（乳脂肪）……小さじ1/2強（3g）

作り方

1 かぼちゃは電子レンジでやわらかくなるまで加熱し、つぶす。
2 なべに1のかぼちゃ、こしょう、洋風だしを入れて混ぜ合わせ、火にかける。煮立ったら牛乳を加える。
3 器に入れて生クリームをまわし入れる。

1人分 エネルギー 63kcal
塩分 0.3g

check!

主食のパンに塩分があるので、サラダやスープはしっかり減塩します。こくのあるマヨネーズや牛乳、生クリームを使うことで、塩分を控えても満足感の得られる味つけになります。

ツナサラダ

材料（1人分）

ツナ水煮缶詰め……30g
レタス……30g
玉ねぎ……15g
きゅうりのピクルス……5g
マヨネーズ……小さじ1弱（3g）
レモン汁……小さじ1（5g）
カレー粉……小さじ1/2

作り方

1 玉ねぎは薄くスライスし、レタスは一口大にちぎる。
2 ツナ缶と1を合わせる。
3 ピクルスは細かく刻み、マヨネーズ、レモン汁、カレー粉を加えて混ぜ合わせる。
4 2を3であえて器に盛る。

1人分 エネルギー 60kcal
塩分 0.3g

point!

ピクルスやレモン汁の酸味、カレー粉の辛味と香りを利用して、塩分控えめの味つけにしています。サラダはドレッシングをあとからかけるとかけすぎてしまいがちなので、あえるのがおすすめです。

オムレツ トマトソース

材料（1人分）

卵……小1個（50g）
牛乳……大さじ1
塩……ミニスプーン1/3（0.4g）
こしょう……少量
無塩バター……小さじ1弱（3g）
トマトソース……10g
パセリ……少量

作り方

1 卵を割りほぐし、牛乳、塩、こしょうを加えてよく混ぜる。
2 フライパンにバターをとかして卵液を流し入れ、大きくかき混ぜながら火を通し、形を整える。
3 器に盛ってパセリを添え、トマトソースをかける。

1人分 エネルギー 114kcal
塩分 0.8g

パン

材料（1人分）

ロールパン……2個（60g）
はちみつ……大さじ1/2弱（10g）

1人分 エネルギー 219kcal
塩分 0.7g

フルーツ

材料（1人分）

キウイフルーツ……50g

1人分 エネルギー 27kcal
塩分 0g

塩分6g未満の一日献立

昼食

1人分
エネルギー 579kcal
塩分 2.1g

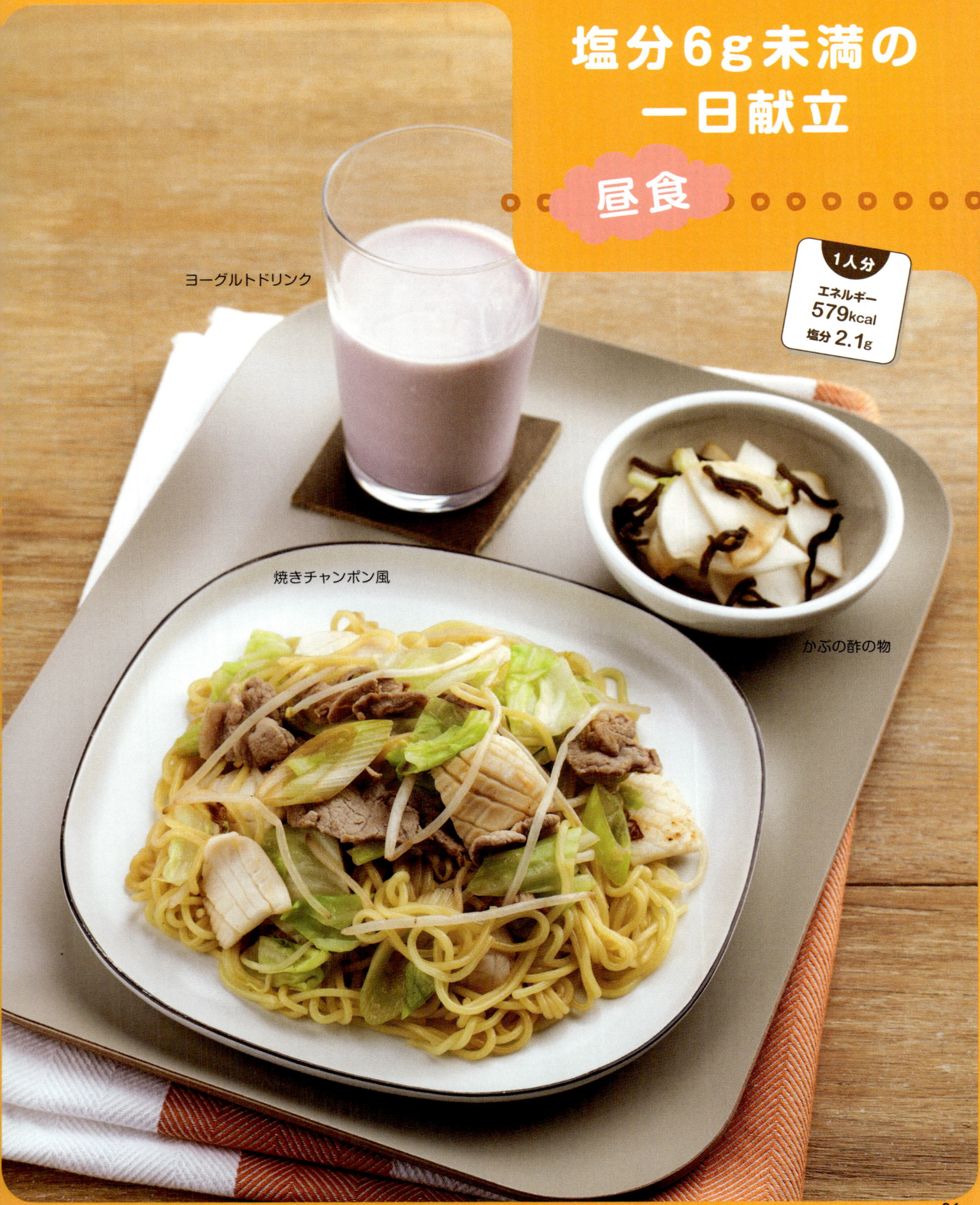
ヨーグルトドリンク
焼きチャンポン風
かぶの酢の物

ヨーグルトドリンク

材料（1人分）

プレーンヨーグルト…………120g
ぶどうジュース（果汁100％）
……………………………………60g

作り方

プレーンヨーグルトにぶどうジュースを加えてよく混ぜる。

1人分 エネルギー 103kcal
塩分 0.1g

point!

ジュースの甘さがあるので、砂糖を加えなくてもほどよい甘味のおいしいヨーグルトドリンクになります。ジュースは好みのものに代えてもOKですが、果汁100％のものを使いましょう。

check!

具だくさんのめん料理が主役の献立なので、副菜は手軽に。かぶの酢の物は、分量を増やして作りおきしてもよいでしょう。ただし、塩分が控えめなので早めに食べきってください。

かぶの酢の物

材料（1人分）

かぶ…………………小1個（60g）
塩昆布…………………………1g
ⓐ
- 酢………………………小さじ2
- 砂糖……………………小さじ1
- うすくちしょうゆ
……………………ミニスプーン1弱（1g）

作り方

1 かぶは薄切り、塩昆布は細切りにする。
2 ⓐを混ぜ合わせて三杯酢を作る。
3 かぶと塩昆布を合わせてしばらく置き、味をなじませる。
4 器に盛り、三杯酢をかける。

1人分 エネルギー 28kcal
塩分 0.3g

焼きチャンポン風

材料（1人分）

スルメイカ………………………30g
豚肩ロース肉……………………40g
キャベツ…………………………50g
ブラックマッペもやし…………50g
しょうが……………………………2g
ねぎ…………………………………5g
ごま油………………小さじ1弱（3g）
中華だし……………大さじ2（30ml）
塩……………………ミニスプーン1/6（0.2g）
こしょう…………………………少量
中華めん（ゆで）………………180g
うすくちしょうゆ……小さじ1弱（5g）

作り方

1 イカは浅く切り目を入れて食べやすい大きさに切り、さっと下ゆでする。
2 豚肉、キャベツは一口大に、ねぎは斜め切りにする。しょうがはみじん切りにする。
3 中華めんを電子レンジで1分ほど温めてほぐれやすくする。
4 フライパンにごま油としょうがを入れて火にかけ、香りが出たら豚肉、イカ、キャベツ、ねぎ、もやしを加えていためる。塩、こしょう、中華だしで調味する。
5 中華めんを4に加え、しょうゆをまわしかけていためる。
6 全体がなじんだら火を消し、皿に盛る。

1人分 エネルギー 448kcal
塩分 1.7g

塩分6g未満の一日献立

夕食

1人分
エネルギー 597kcal
塩分 1.7g

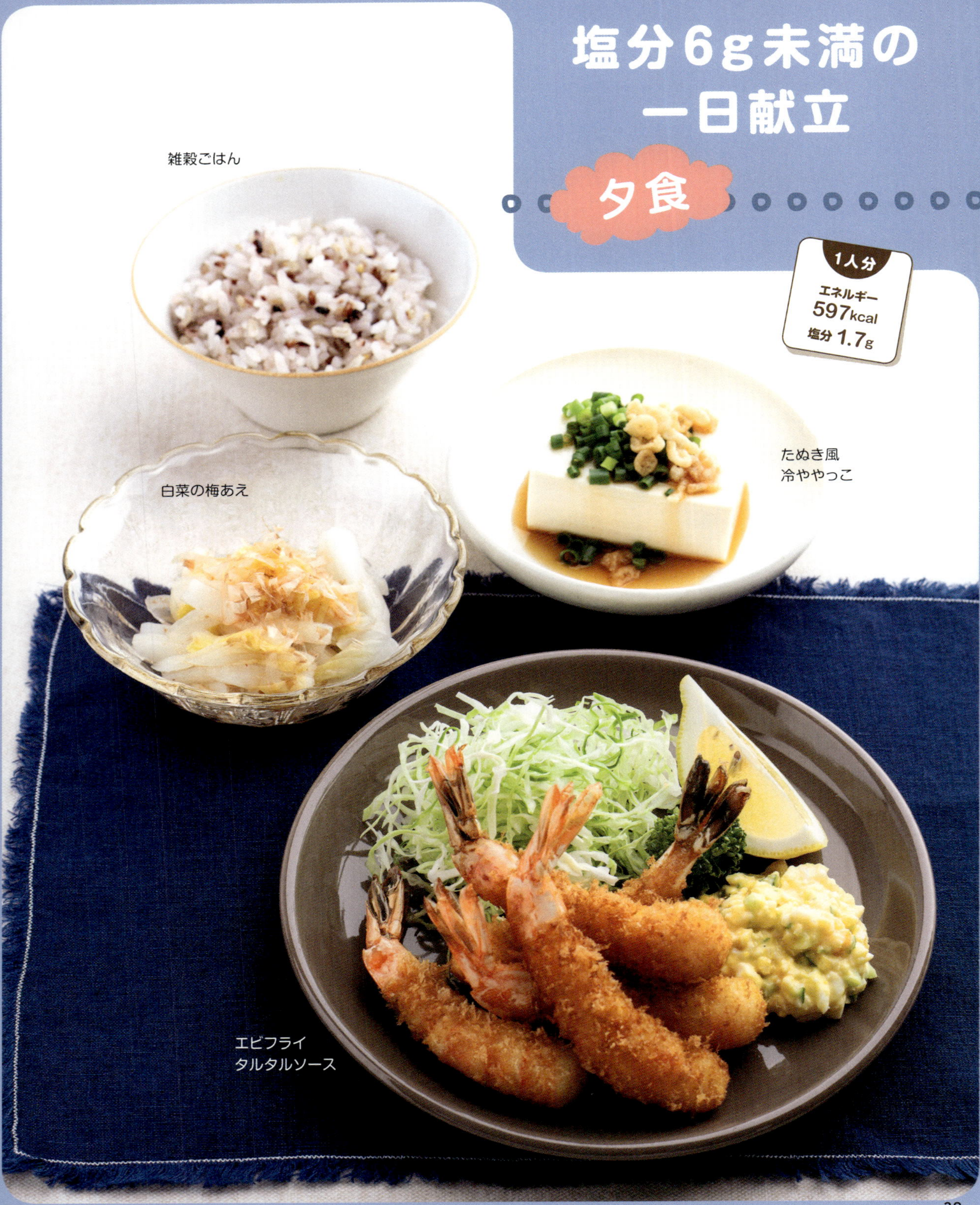
雑穀ごはん
白菜の梅あえ
たぬき風
冷ややっこ
エビフライ
タルタルソース

白菜の梅あえ

材料（1人分）

白菜……80g
かつおだし……大さじ½（7.5mℓ）
うすくちしょうゆ……ミニスプーン1弱（1g）
梅びしお……3g
削りガツオ……少量

作り方

1 白菜をやや細めに切り、ゆでて軽く絞る。
2 かつおだしにしょうゆ、梅びしおを加えて混ぜ、白菜をあえる。
3 器に盛り、削りガツオをのせる。

1人分 エネルギー 20kcal 塩分 0.4g

point!

梅びしおは、梅干しに砂糖やみりんを加えてペースト状にしたもの。梅干しよりも塩分が控えめで、あえ物などにも使いやすい調味料です。

たぬき風冷ややっこ

材料（1人分）

絹ごし豆腐……¼丁（75g）
揚げ玉……1g
小ねぎ……5g
めんつゆ（ストレートタイプ）……小さじ1⅓（8g）

作り方

1 小ねぎは小口切りにする。
2 豆腐を器に盛り、小ねぎと揚げ玉をのせる。食べる直前にめんつゆをかける。

1人分 エネルギー 50kcal 塩分 0.3g

雑穀ごはん

材料（1人分）

雑穀ごはん……160g
（市販の雑穀ごはんのもとを混ぜて炊いたもの）

1人分 エネルギー 287kcal 塩分 0g

エビフライ タルタルソース

材料（1人分）

エビ（ブラックタイガー）……5尾（60g）
塩……ミニスプーン⅓強（0.5g）
こしょう……少量
小麦粉……小さじ2弱（5g）
とき卵……7g
パン粉……大さじ2
揚げ油……適量
マヨネーズ……大さじ½（6g）
きゅうり……5g
玉ねぎ……3g
ゆで卵……20g
キャベツのせん切り……20g
レモン……10g
パセリ……少量

作り方

1 エビは尾を残して殻をむく。背わたを除き、腹側の筋を数か所切って形を整える。塩、こしょうをふる。
2 1のエビに小麦粉、とき卵、パン粉の順に衣をつけ、170℃に熱した揚げ油でカラリと揚げる。
3 タルタルソースを作る。きゅうり、玉ねぎ、ゆで卵を細かく刻み、マヨネーズに加えて混ぜる。
4 エビフライを器に盛り、キャベツ、レモン、パセリ、タルタルソースを添える。

1人分 エネルギー 240kcal 塩分 1.0g

check!

エビフライには、ふつうのソースをかけるよりも、タルタルソースのほうが塩分をおさえられます。こってりした主菜なので、副菜は2品ともさっぱりとしたものを組み合わせます。

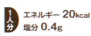

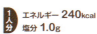

塩分をとりすぎたら、しっかり減塩して調整！

1食で塩分1.5g以下の減塩献立

外食などではどうしても塩分を多くとりすぎてしまいがちです。
前後の食事で調整して、一日の塩分摂取量をおさえましょう。

朝食

1食で塩分1.5g以下の朝食のポイント

みそ汁と漬物は和食献立の定番ですが、1食分あたり、汁物は約1.2g、漬物は約1.0g以上の塩分を含みます。汁を半量にしたり具を多く入れたりして減塩しましょう。洋食は比較的うす味でも食べやすいので、パンに塩分がある分、おかずで調整します。

昼食

1食で塩分1.5g以下の昼食のポイント

外食でよく見かけるものや、人気のあるメニューも、手作りすれば大幅に減塩できます。外食ではセットになっている汁物や漬物を省き、その塩分をおかずにまわしましょう。油脂をじょうずに使うと、こくが出て、うす味でも食べやすくなります。

夕食

1食で塩分1.5g以下の夕食のポイント

主菜に酸味や辛味、香りをきかせてアクセントをつけることで、おいしさと減塩を両立。塩分が多くなりがちな和食も、酢を使った南蛮漬けが主菜なら塩分控えめになります。副菜やデザートで甘味を添えて、献立全体の味に変化をつけるのも一手です。

1食で塩分1.5g以下の減塩献立　朝食①

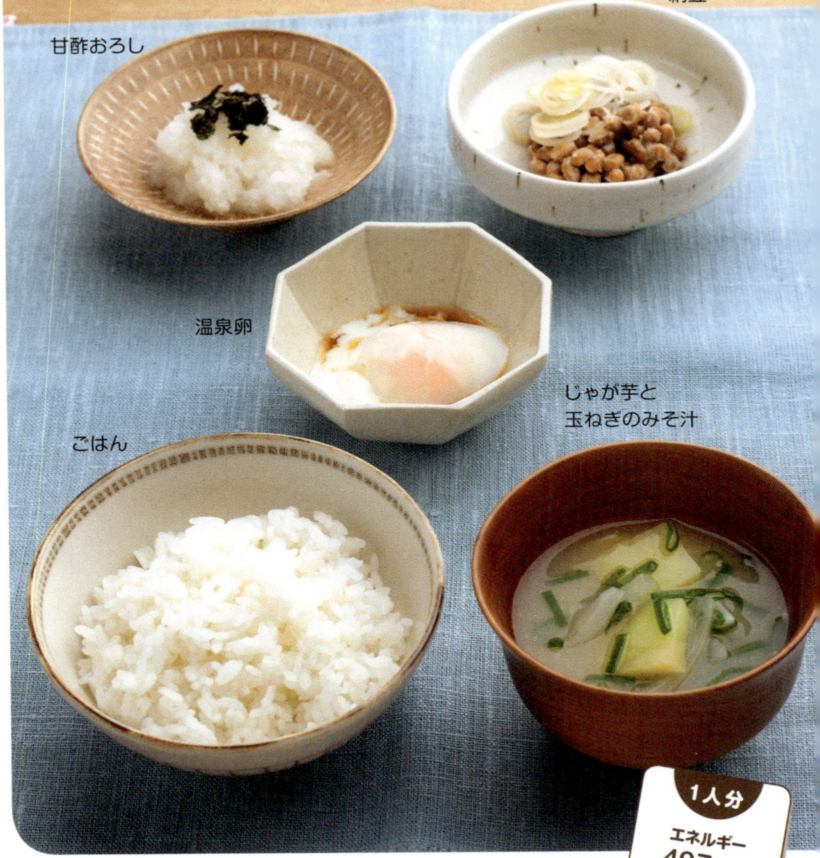
甘酢おろし
納豆
温泉卵
じゃが芋と
玉ねぎのみそ汁
ごはん

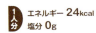

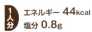

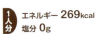

1人分
エネルギー 497kcal
塩分 1.2g

温泉卵

材料（1人分）

温泉卵（市販品）……………小1個（50g）
めんつゆ（ストレートタイプ）… 小さじ1/3（2g）

作り方

温泉卵を器に割り入れ、めんつゆをかける。

1人分　エネルギー 76kcal　塩分 0.3g

納豆

材料（1人分）

納豆……………………1パック（40g）
ねぎ…………………………………10g
めんつゆ（ストレートタイプ）… 小さじ1/2（3g）

作り方

納豆にねぎの小口切りをのせ、めんつゆをかける。よく混ぜて食べる。

1人分　エネルギー 84kcal　塩分 0.1g

甘酢おろし

材料（1人分）

- おろし大根……………………80g
- 米酢……………小さじ1/2強（3g）
- 砂糖……………………小さじ2/3

焼きのり…………………………少量

作り方

1 米酢と砂糖を合わせて甘酢を作り、おろし大根に混ぜる。
2 器に盛り、のりをちぎって散らす。

1人分　エネルギー 24kcal　塩分 0g

じゃが芋と玉ねぎのみそ汁

材料（1人分）

じゃが芋……………………………30g
玉ねぎ………………………………20g
煮干しだし …………… 大さじ6（90mℓ）
みそ………………………………小さじ1
葉ねぎの小口切り…………………3g

作り方

1 なべにだし、食べやすく切ったじゃが芋と玉ねぎを入れて煮る。火が通ったらみそをとき入れる。
2 器に盛り、ねぎを散らす。

1人分　エネルギー 44kcal　塩分 0.8g

ごはん（160g）

1人分　エネルギー 269kcal　塩分 0g

1食で塩分1.5g以下の減塩献立　朝食②

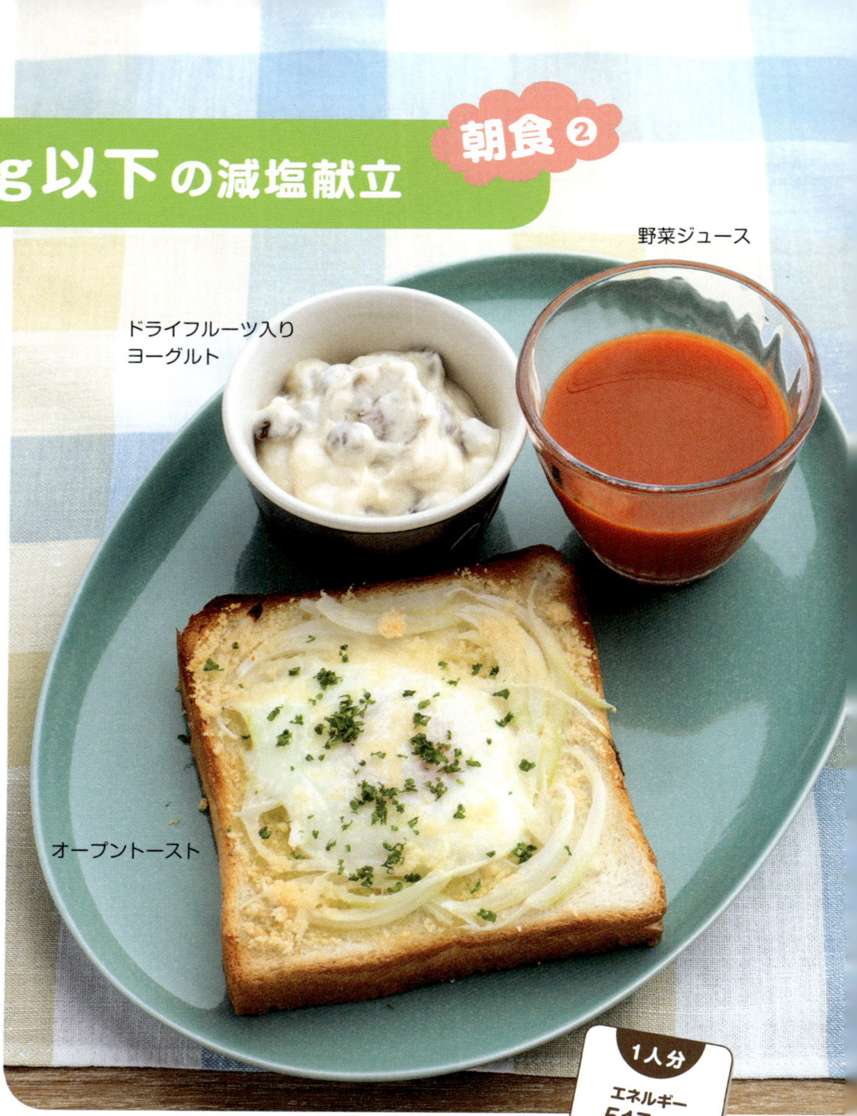

野菜ジュース
ドライフルーツ入り
ヨーグルト
オープントースト

1人分
エネルギー 517kcal
塩分 1.3g

オープントースト

材料（1人分）

- 食パン（6枚切り）…………1枚（60g）
- オリーブ油……………小さじ1¼（5g）
- 卵…………………………小1個（50g）
- 玉ねぎ……………………………20g
- 粉チーズ……………………………5g
- パセリのみじん切り……………少量

作り方

1. パンにオリーブ油を塗る。玉ねぎは薄切りにする。
2. パンの上面以外をアルミ箔でおおう。玉ねぎを並べ、静かに卵を割り落とし、粉チーズをふる。
3. オーブントースターで12〜15分焼き、パセリを散らす。

1人分　エネルギー 309kcal　塩分 1.2g

ドライフルーツ入り ヨーグルト

材料（1人分）

- プレーンヨーグルト……………100g
- レーズン……………………………20g
- ドライバナナ………………………20g

作り方

器にレーズン、ドライバナナ、ヨーグルトを合わせて混ぜ、一晩おく。

1人分　エネルギー 182kcal　塩分 0.1g

野菜ジュース

- トマトミックスジュース（食塩無添加）……………150g

1人分　エネルギー 26kcal　塩分 0g

check!

ドライフルーツ入りヨーグルトは前日の夜に用意しておきましょう。ドライフルーツがやわらかく食べやすくなります。野菜ジュースはかならず食塩無添加のものを選んでください。

1食で塩分1.5g以下の減塩献立 朝食③

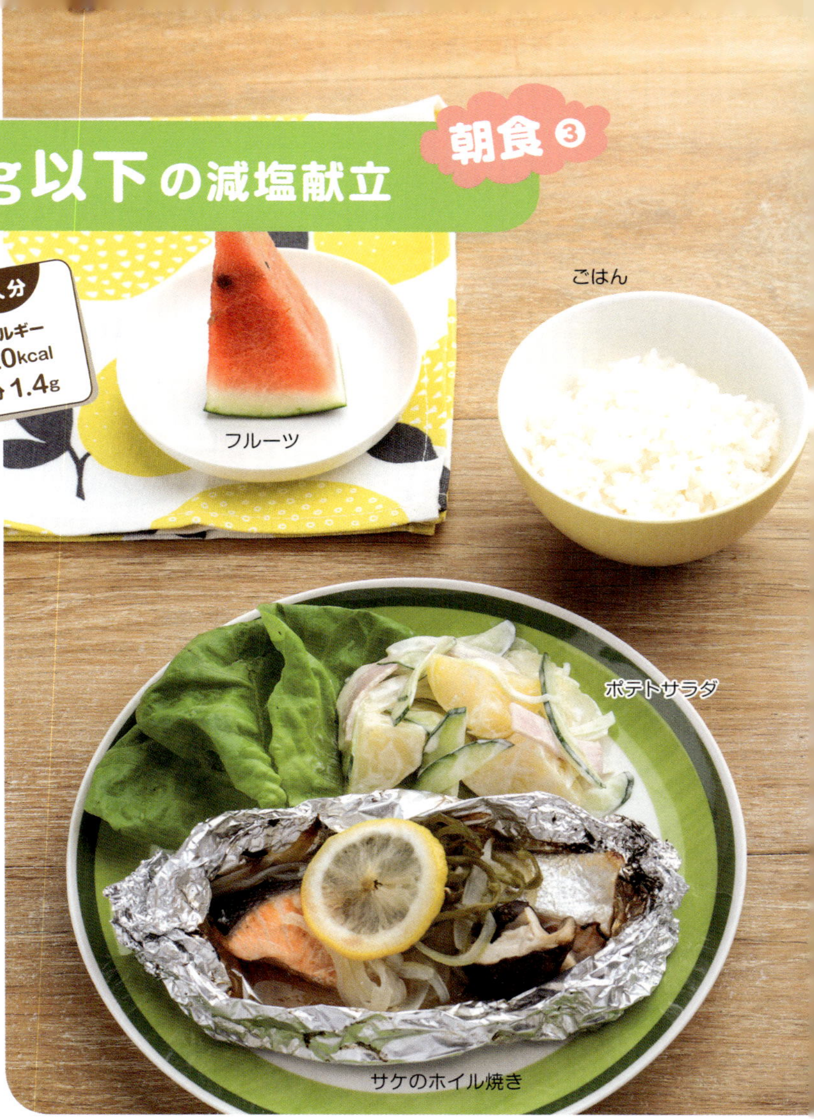

1人分
エネルギー 520kcal
塩分 1.4g

サケのホイル焼き

材料（1人分）

- 生ザケ（切り身）……50g
- 塩……ミニスプーン1/3強（0.5g）
- こしょう……少量
- 玉ねぎ……30g
- ピーマン……15g
- しいたけ……1個（10g）
- レモンの輪切り……10g
- 無塩バター……小さじ1/2（2g）

作り方

1. 玉ねぎは薄切り、ピーマンは輪切りにする。しいたけは2つに切る。
2. アルミ箔を広げてサケをのせ、塩とこしょうをふってバターをのせる。玉ねぎ、ピーマン、しいたけをのせ、上にレモンをのせて包む。
3. トースターで10分焼いて火を通す。

1人分 エネルギー 103kcal 塩分 0.6g

ポテトサラダ

材料（1人分）

- じゃが芋……50g
- きゅうり……15g
- 玉ねぎ、セロリ、ハム……各10g
- a マヨネーズ……小さじ2 1/2（10g）
- a プレーンヨーグルト……小さじ1
- a 塩……ミニスプーン1/4（0.3g）
- a こしょう……少量
- サラダ菜……10g

作り方

1. じゃが芋は食べやすく切ってゆでる。きゅうり、玉ねぎ、セロリは薄切りにし、ハムは小さめに切る。
2. aを混ぜ合わせる。
3. 1を2であえる。
4. 器にサラダ菜を敷き、3を盛る。

1人分 エネルギー 129kcal 塩分 0.8g

フルーツ

材料（1人分）

- すいか……50g

1人分 エネルギー 19kcal 塩分 0g

ごはん（160g）

1人分 エネルギー 269kcal 塩分 0g

朝食④

1食で塩分1.5g以下の減塩献立

1人分
エネルギー 662kcal
塩分 0.9g

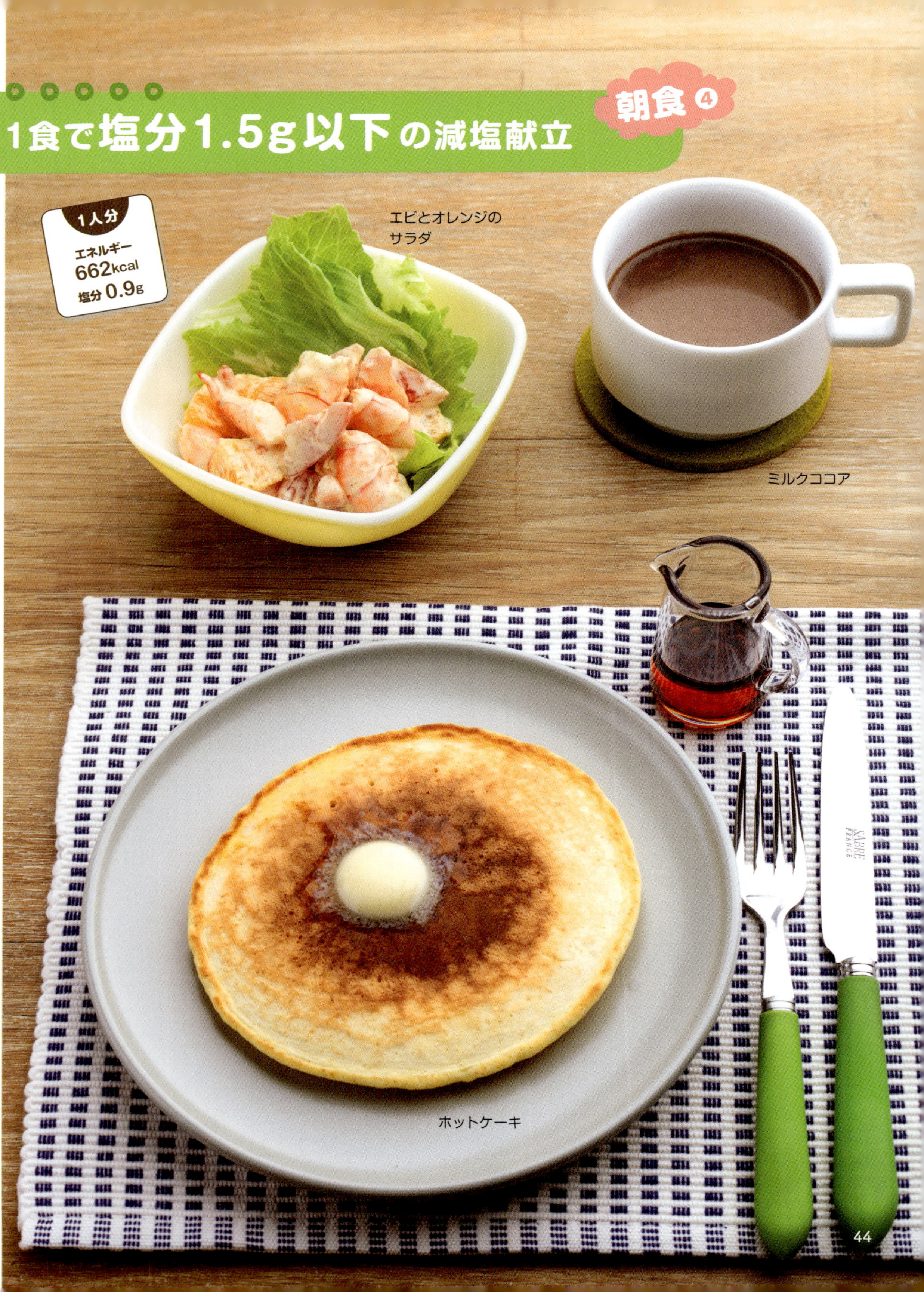

ミルクココア

材料（1人分）

ココア（粉末）……20g
牛乳……2/3カップ強（140g）

作り方

牛乳にココアを混ぜる。

1人分 エネルギー 176kcal 塩分 0.3g

point!

ココアやチョコレートの原料になるカカオ豆にはポリフェノールが豊富に含まれるため、これらの食品には血圧を下げたり、血管の機能をよくしたりする効果が期待できます。ただし、エネルギーが多いので、適量を摂取するようにしましょう。

エビとオレンジのサラダ

材料（1人分）

エビ（ブラックタイガー）……30g
オレンジ……30g
トマト……25g
ⓐ マヨネーズ……小さじ2
ⓐ カレー粉……ミニスプーン1強（0.5g）
ⓐ レモン汁……小さじ1/2（2.5g）
レタス……20g

作り方

1 エビは殻をむき、尾と背わたを除いてゆで、3つに切る。オレンジは皮と袋を除き、食べやすい大きさに分ける。トマトは一口大に切る。
2 ⓐを混ぜ合わせる。
3 1を2であえる。
4 器にレタスを敷き、3を盛る。

1人分 エネルギー 105kcal 塩分 0.3g

ホットケーキ

材料（1人分）

小麦粉……50g
ベーキングパウダー……小さじ1/4
牛乳……大さじ2 2/3（40g）
卵……15g
砂糖……大さじ1強（10g）
バニラエッセンス……少量
油……小さじ1/2（2g）
無塩バター……小さじ1 1/4（5g）
メープルシロップ……大さじ1弱（20g）

作り方

1 小麦粉とベーキングパウダーを合わせてふるい、牛乳、卵、砂糖、バニラエッセンスを加えて混ぜる。
2 フライパンに油を引き、1を流し入れて両面を焼く。
3 器に盛り、バターとメープルシロップを添える。

1人分 エネルギー 381kcal 塩分 0.3g

check!

手作りのホットケーキを主食にすると、パンの献立よりもぐっと塩分を控えることができます。バターには意外に塩分が多いので、無塩バターを使うことを習慣づけましょう。

1食で塩分1.5g以下の減塩献立

昼食①

1人分
エネルギー
777kcal
塩分 1.5g

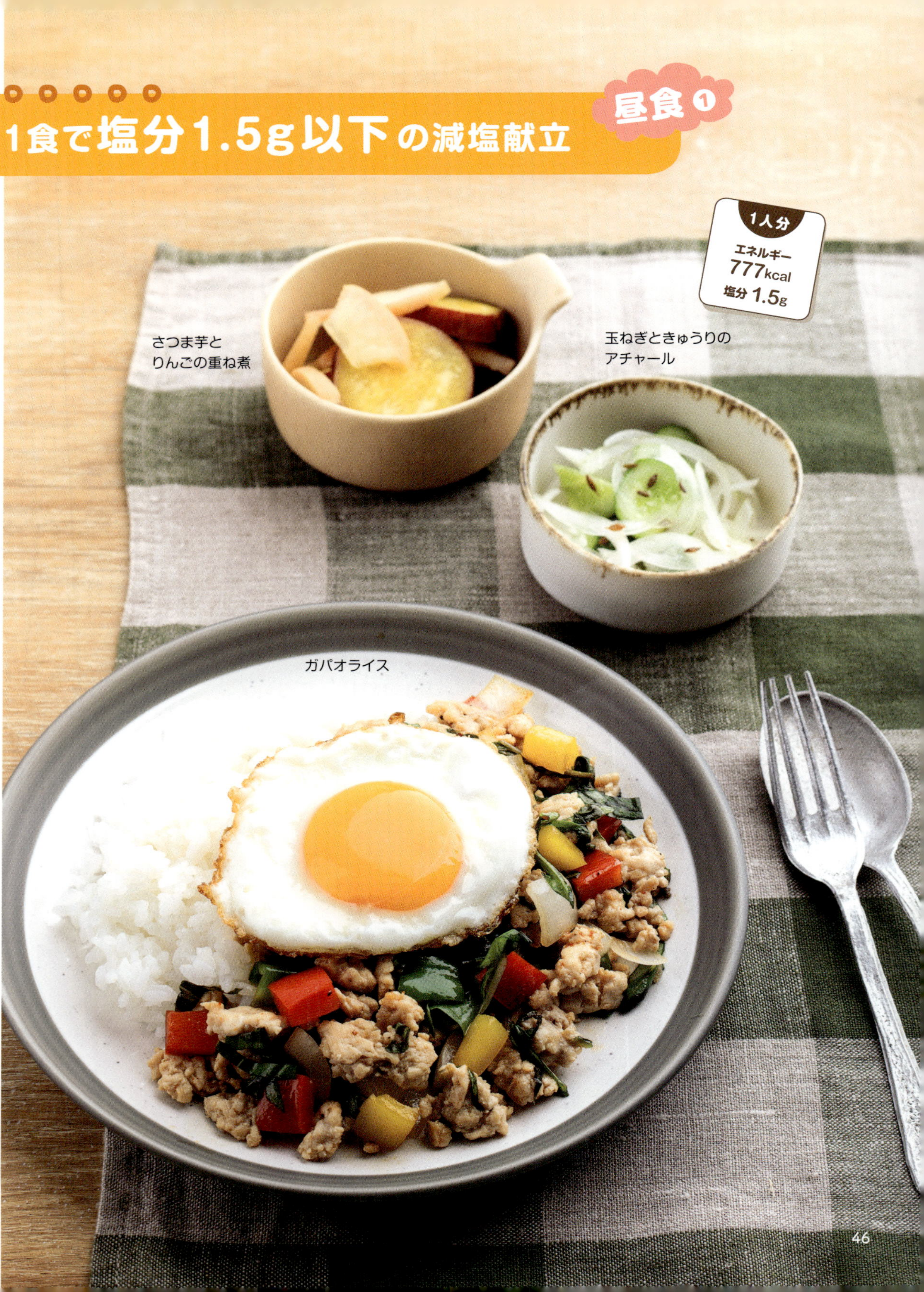
さつま芋と
りんごの重ね煮
玉ねぎときゅうりの
アチャール
ガパオライス

さつま芋とりんごの重ね煮

材料（1人分）

- さつま芋……50g
- りんご……20g
- 砂糖……大さじ1強（10g）

作り方

1 りんごは3㎜厚さのいちょう切りにし、さつま芋は8㎜厚さに切って水にさらす。

2 なべにさつま芋とりんごを重ね、ひたひたの水と砂糖を入れて煮る。

1人分 エネルギー 115kcal 塩分 0g

point!

さつま芋にはカリウムが豊富。カリウムにはナトリウムを排出する働きがあるので、高血圧の人は積極的にとりたい栄養素です（94ページ）。りんごといっしょに甘く煮たデザート感覚の副菜なら、塩分も0gで安心です。

玉ねぎときゅうりのアチャール

材料（1人分）

- 玉ねぎ……30g
- きゅうり……20g
- ⓐ
  - 油……小さじ1弱（3g）
  - 塩……ミニスプーン1/6（0.2g）
  - 砂糖……小さじ1
  - クミンシード、こしょう……各少量
- レモン汁……小さじ2（10g）

作り方

1 玉ねぎは薄切り、きゅうりは乱切りにして、ボールに合わせる。

2 ⓐをフライパンに入れて熱し、1のボールに加えて漬け込み、味をなじませる。

3 器に盛り、レモン汁をかける。

1人分 エネルギー 59kcal 塩分 0.2g

ガパオライス

材料（1人分）

- ごはん……160g
- 鶏ひき肉……90g
- 玉ねぎ……30g
- ピーマン……10g
- パプリカ（赤・黄）……各10g
- にんにくのみじん切り……3g
- ごま油……小さじ1弱（3g）
- ⓐ
  - 砂糖……小さじ1
  - たまりしょうゆ……小さじ1/2（3g）
  - オイスターソース……小さじ1弱（5g）
  - 酒……大さじ1/2弱（7g）
  - こしょう……少量
  - カイエンペッパー……少量
- バジル……10g
- 卵……小1個（50g）
- ごま油……小さじ1弱（3g）

作り方

1 ピーマン、パプリカ、玉ねぎは小さめの角切り、バジルは細切りにする。

2 フライパンにごま油とにんにくを入れて火にかけ、香りが出たらひき肉を加えていためる。

3 ピーマン、パプリカ、玉ねぎを加えていため合わせ、火が通ったらⓐを加えて調味する。全体がなじんだら、バジルを入れて混ぜる。

4 別のフライパンにごま油を熱し、卵を割り入れて半熟の目玉焼きを作る。

5 器にごはんを盛り、3をかけて4をのせる。

1人分 エネルギー 603kcal 塩分 1.3g

check!

ガパオライスはしっかりとした味つけにし、副菜2品の塩分を極力控えたメリハリのある献立です。玉ねぎときゅうりのアチャールは、インド風のピクルス。スパイスとレモンの酸味がさわやかです。

1食で塩分1.5g以下の減塩献立

昼食②

1人分
エネルギー 658kcal
塩分 1.2g

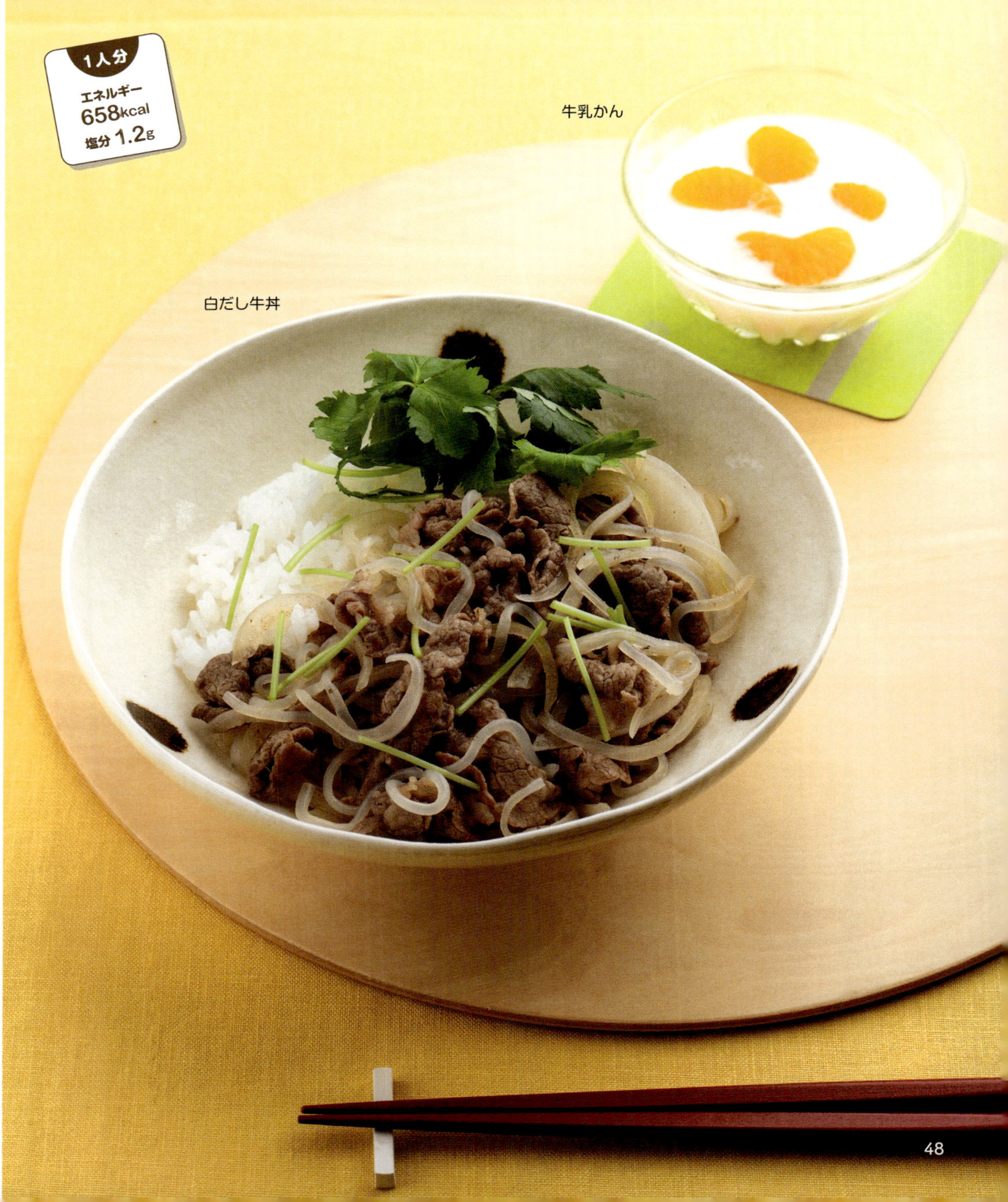

牛乳かん

材料（作りやすい量、4人分）

牛乳……1カップ弱（200g）
水……1/5カップ（40mℓ）
砂糖……大さじ2強（20g）
粉寒天……2g
みかん缶詰め……80g

作り方

1 牛乳に水と砂糖を加えて煮立て、粉寒天を加えて煮とかす。
2 ガラスのカップに1を4等分ずつ入れ、みかんを散らして冷やしかためる。

1人分 エネルギー 67kcal 塩分 0.1g

point!

より手軽にしたければ、みかん缶詰めは省略してもかまいません。好みのジュースを粉寒天でかため、寒天ゼリーにしてもよいでしょう。

白だし牛丼

材料（1人分）

ごはん……200g
牛肩ロース肉……60g
玉ねぎ……80g
しらたき……60g
a 水……1/4カップ（50mℓ）
a 白だし（市販品）……10g
a みりん……小さじ1/2（3g）
a 酒……小さじ1
a 砂糖……小さじ2弱（5g）
糸三つ葉……5g

作り方

1 しらたきは食べやすい長さに切り、下ゆでしてアクを除く。玉ねぎは薄切りにする。三つ葉は2cm長さに切る。
2 なべに牛肉を入れて軽くいため、しらたき、玉ねぎを加えていため合わせる。
3 aを加えて煮詰める。
4 器にごはんを盛り、3をのせて三つ葉を散らす。

1人分 エネルギー 591kcal 塩分 1.1g

point!

牛丼の具はしょうゆと砂糖でこってりとした味つけにするのが定番ですが、市販の白だしを使って見た目も味も上品にアレンジ。意外に塩分はしっかりと感じられるので、ごはんにもよく合います。

check!

外食では漬物やみそ汁と組み合わせることが多い牛丼ですが、1食の塩分が多くなりすぎてしまいます。具に玉ねぎやしらたきをたっぷり加えれば、1品だけでも充分です。デザートに牛乳かんを組み合わせれば満足度アップ！

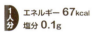

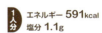

昼食③

1食で塩分1.5g以下の減塩献立

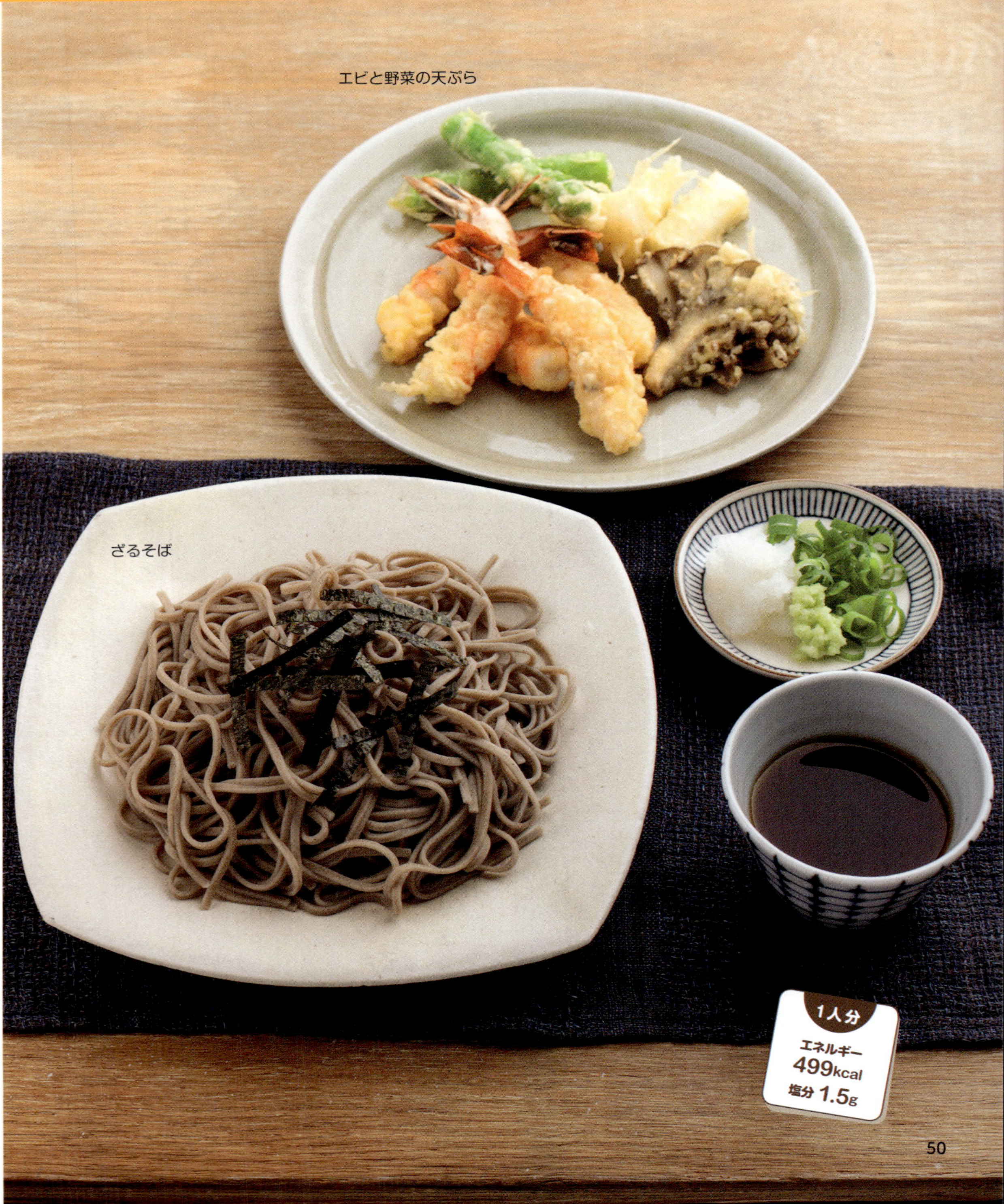
エビと野菜の天ぷら
ざるそば
1人分
エネルギー
499kcal
塩分 1.5g

ざるそば

材料（1人分）

そば（ゆで）……200g
- カツオこんぶだし……1/5カップ（40mℓ）
- しょうゆ……小さじ1強（7g）
- みりん……小さじ1弱（5g）

葉ねぎ……5g
練りわさび……2g
大根……40g
焼きのり……適量

作り方

1 葉ねぎは小口切りにし、大根はおろす。
2 そばつゆを作る。なべにだし、しょうゆ、みりんを合わせて火にかけ、煮立ったら火を消し、さます。
3 そばは湯通しして冷水にとり、水けをきる。器に盛り、のりを刻んで散らす。
4 そばつゆを器に入れる。小皿にねぎ、おろし大根、わさびを盛って添える。

1人分 エネルギー 296kcal
塩分 1.2g

check!

ざるそばだけでは栄養バランスが悪いので、主菜と副菜をかねる天ぷらといっしょに。外食ではざるそばと天丼のセットをよく見かけますが、天丼にはたれがかかっていて塩分が多く、炭水化物も過剰になってしまうのでおすすめしません。

エビと野菜の天ぷら

材料（1人分）

エビ（ブラックタイガー）……5尾（60g）
長芋……20g
グリーンアスパラガス……1本（20g）
まいたけ……20g
- 小麦粉……15g
- とき卵……15g
- 水……大さじ1 1/3（20mℓ）

揚げ油……適量

作り方

1 エビは尾を残して殻をむく。背わたを除き、腹側の筋を数か所切って形を整える。
2 長芋は拍子木切りにし、アスパラガスははかまをとって食べやすい長さに切る。まいたけは食べやすい大きさに裂く。
3 ボールに小麦粉、卵、水を合わせて衣を作る。材料を衣にくぐらせ、170℃に熱した揚げ油でカラリと揚げる。
4 油をきり、器に盛り合わせる。

1人分 エネルギー 203kcal
塩分 0.3g

point!

天ぷらの具材は、カリウムの豊富な長芋、グリーンアスパラガス、まいたけを選びました。天ぷらに合うものとしてはほかに、かぼちゃ、れんこんもカリウムが豊富です。

天ぷらは、しょうゆや塩をつけず、そばつゆをつけながらそばといっしょに食べます。

1食で塩分1.5g以下の減塩献立

昼食④

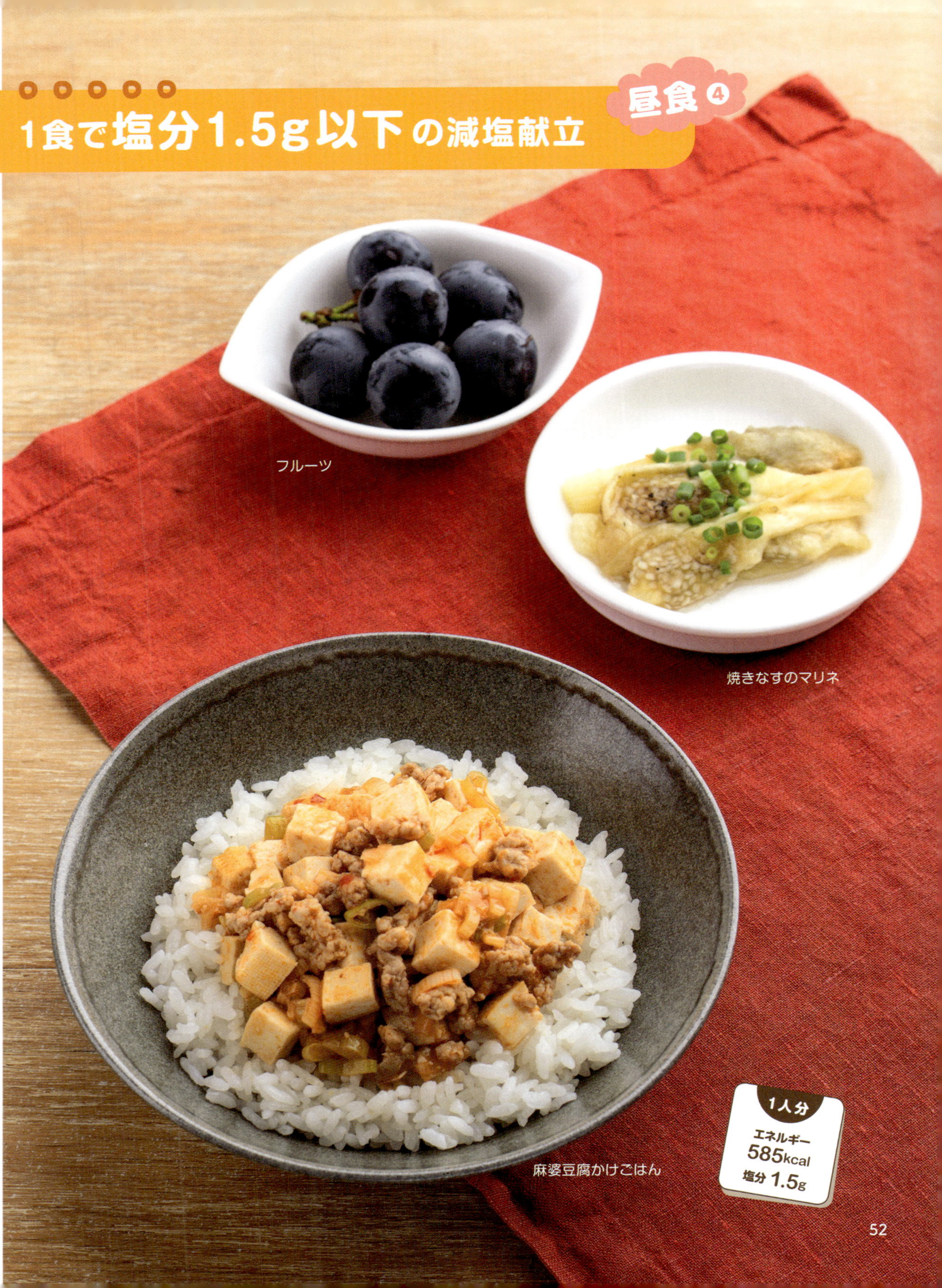
フルーツ
焼きなすのマリネ
麻婆豆腐かけごはん

1人分
エネルギー 585kcal
塩分 1.5g

フルーツ

材料（1人分）

ぶどう……60g

1人分 エネルギー 35kcal 塩分 0g

焼きなすのマリネ

材料（1人分）

なす……60g
ⓐ
- 油……小さじ1
- 塩……ミニスプーン1/4（0.3g）
- ワインビネガー……ミニスプーン2（2g）
- こしょう……少量

小ねぎの小口切り……5g

作り方

1 なすはへたの周囲に浅く切り込みを入れてがくを除く。網にのせて黒くなるまで強火で焼き、冷水につけて皮をむく。手で縦に6等分に裂く。
2 ボールにⓐを合わせ、1のなすを漬け込む。
3 器に盛り、小ねぎを散らす。

1人分 エネルギー 52kcal 塩分 0.3g

point!

焼きなすにすると、なすの甘味が引き出されます。また、焼いて皮をむくことで味がなじみやすくなり、減塩でもしっかりとした味つけに感じます。

麻婆豆腐かけごはん

材料（1人分）

ごはん……160g
もめん豆腐……1/3丁（100g）
豚ひき肉……40g
ねぎ……30g
にんにく……3g
しょうが……3g
油……小さじ1弱（3g）
ⓐ
- みそ……小さじ1弱（5g）
- しょうゆ……小さじ1/2（3g）
- 豆板醤《とうばんじゃん》……小さじ1/2弱（3g）

- かたくり粉……小さじ2弱（5g）
- 水……小さじ1

作り方

1 にんにく、しょうがはみじん切り、ねぎは小口切りにする。豆腐は食べやすい大きさに切る。
2 なべに油、にんにく、しょうがを入れて火にかけ、香りが出たらねぎとひき肉を加えていためる。
3 ⓐと豆腐を加えて煮込む。
4 水分が少なくなってきたら、水どきかたくり粉を加えてとろみをつける。
5 器にごはんを盛り、4をかける。

1人分 エネルギー 498kcal 塩分 1.2g

point!

色はうすめですが、ねぎ、しょうが、にんにくの香りと、豆板醤の辛味をきかせた本格的な味つけで辛味もこくもしっかり。豆腐は小さめに切ると味がなじみやすくなります。

check!

中国風料理は、外食だと味つけが濃くて塩分をとりすぎてしまいがち。家庭で手作りするときは、香りや辛味など、塩味以外の味の決め手をきちんとおさえてじょうずに減塩しましょう。

夕食①

1食で塩分1.5g以下の減塩献立

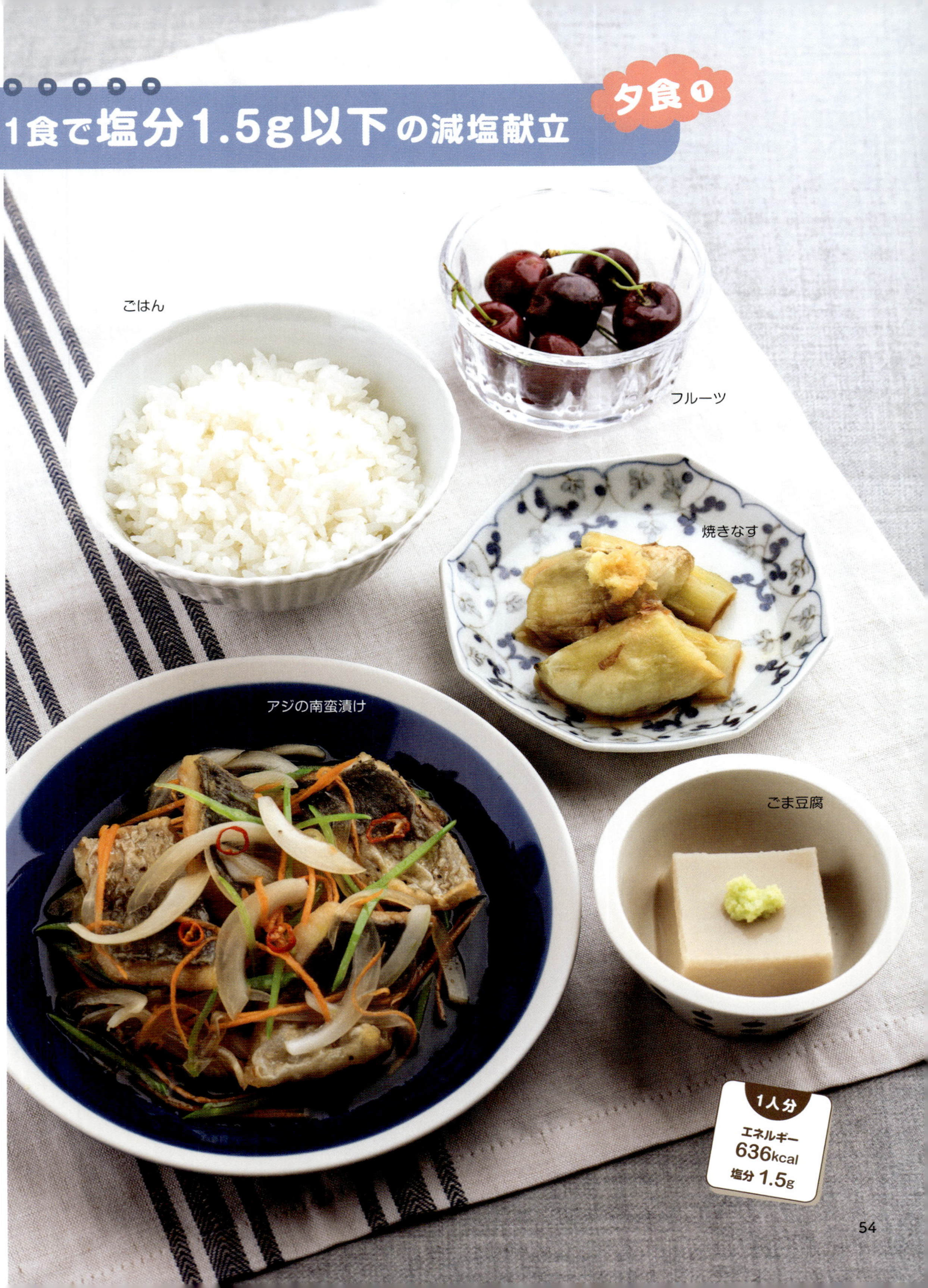
ごはん
フルーツ
焼きなす
アジの南蛮漬け
ごま豆腐

1人分
エネルギー 636kcal
塩分 1.5g

ごま豆腐

材料（1人分）

ごま豆腐（市販品）……40g
かつおだし……小さじ1（5㎖）
練りわさび……1g

作り方

ごま豆腐を器に盛り、だしをかけて、わさびをのせる。

1人分 エネルギー 87kcal 塩分 0.3g

フルーツ

材料（1人分）

アメリカンチェリー……40g

1人分 エネルギー 26kcal 塩分 0g

焼きなす

材料（1人分）

なす……80g
ⓐ しょうゆ……小さじ1/3（2g）
ⓐ かつおだし……小さじ1/2強（3㎖）
ⓐ 酒……ミニスプーン1/2（0.5g）
削りガツオ……少量
しょうがのすりおろし……小さじ1/2（3g）

作り方

1 なすはへたの周囲に浅く切り込みを入れてがくを除く。網にのせて黒くなるまで強火で焼き、冷水につけて皮をむく。
2 ⓐを合わせてかけ汁を作る。
3 1のなすを食べやすく切って器に盛り、かけ汁をかけ、削りガツオとしょうがのすりおろしをのせる。

1人分 エネルギー 22kcal 塩分 0.3g

ごはん（160g）

1人分 エネルギー 269kcal 塩分 0g

アジの南蛮漬け

材料（1人分）

アジ……80g
こしょう……少量
かたくり粉……大さじ1強（10g）
揚げ油……適量
玉ねぎ……30g
にんじん……10g
さやえんどう……10g
ⓐ しょうゆ……小さじ2/3（4g）
ⓐ 酒……小さじ1
ⓐ 酢……大さじ1
ⓐ 砂糖……小さじ1
ⓐ かつおだし……大さじ1 2/3（25㎖）
ⓐ 赤とうがらし……1g

作り方

1 玉ねぎは薄切り、にんじんはせん切りにする。さやえんどうは筋を除いてさっとゆで、せん切りにする。
2 ⓐを合わせて煮立て、さます。
3 アジは食べやすく切り、こしょうをふってかたくり粉をまぶし、170℃に熱した揚げ油でカラリと揚げる。
4 揚げたてのアジを1の野菜とともに2に漬け込む。
5 全体がなじんだら器に盛る。

1人分 エネルギー 232kcal 塩分 0.9g

point!

南蛮酢の酸味はそれほどきつくないので、ごはんに合うおかずです。漬け込む時間は好みで調整してください。カラリと揚げたアジの香ばしさが残る程度でも、しっかりとなじませてからでも、どちらでもおいしくいただけます。

check!

アジといえば干物や塩焼きが定番ですが、どちらも塩分が気になります。南蛮漬けにすればぐっと減塩でき、野菜もとれます。主菜に少々手間がかかるので、副菜は手軽なものを。

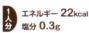

1食で塩分1.5g以下の減塩献立

夕食②

1人分
エネルギー
612kcal
塩分 1.5g

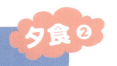

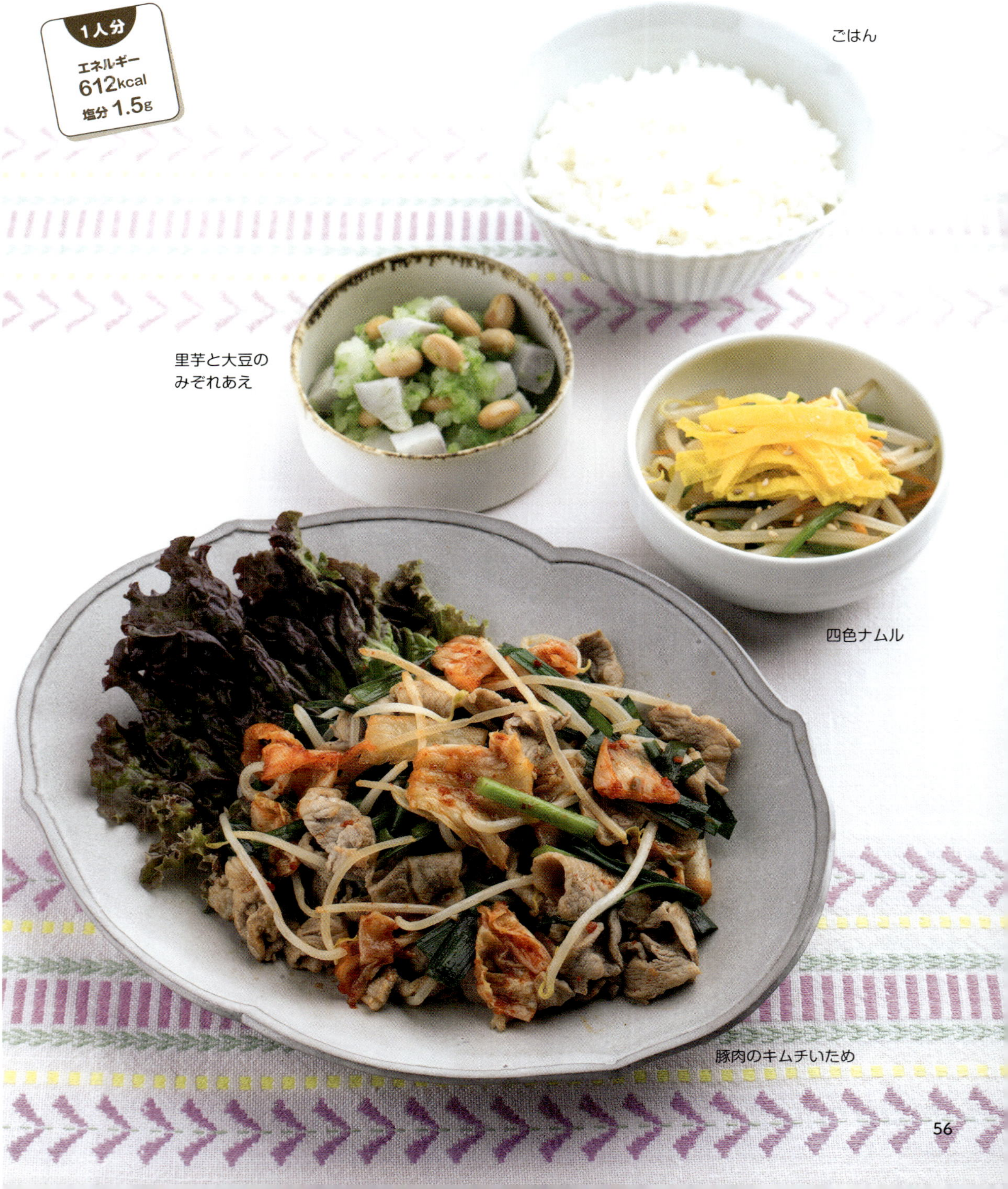
ごはん
里芋と大豆の
みぞれあえ
四色ナムル
豚肉のキムチいため

里芋と大豆のみぞれあえ

材料（1人分）

- 里芋……30g
- ゆで大豆……10g
- 大根……70g
- きゅうり……20g
- 米酢……大さじ½強（8g）
- 砂糖……小さじ1⅓

作り方

1 里芋はゆでて7㎜角に切る。
2 米酢と砂糖を混ぜ合わせて甘酢を作る。
3 大根ときゅうりはおろし、里芋と大豆を加えて、2の甘酢であえる。

1人分　エネルギー 70kcal　塩分 0g

ごはん（160g）

1人分　エネルギー 269kcal　塩分 0g

check!

主菜がしっかりした味つけなので、塩分控えめの副菜を組み合わせます。里芋と大豆のみぞれあえは、カリウムが豊富で塩分0gの副菜。さっぱりした味で献立に変化がつきます。

四色ナムル

材料（1人分）

- 緑豆もやし……50g
- にんじん……5g
- ほうれんそう……5g
- 卵……20g
- 砂糖……小さじ⅓
- 油……小さじ¼（1g）
- ⓐ ごま油……小さじ1弱（3g）
- ⓐ にんにくのすりおろし……1g
- ⓐ しょうゆ……小さじ½（3g）
- いり白ごま……少量

作り方

1 もやしはゆでて湯をきる。にんじんは細切りにしてゆで、湯をきる。ほうれん草はゆでて軽く水けを絞り、食べやすい長さに切る。
2 ⓐを合わせ、1の野菜をあえる。
3 卵を割りほぐして砂糖を混ぜ、油を引いたフライパンで薄焼き卵を作り、細切りにする。
4 器に2を盛り、3の卵とごまを散らす。

1人分　エネルギー 86kcal　塩分 0.5g

豚肉のキムチいため

材料（1人分）

- 豚もも肉……80g
- 白菜キムチ……30g
- ブラックマッペもやし……50g
- にら……20g
- ごま油……小さじ1弱（3g）
- しょうゆ……小さじ⅓（2g）
- サニーレタス……10g

作り方

1 豚肉、キムチは食べやすい大きさに、にらは3㎝長さに切る。
2 フライパンにごま油を熱して豚肉をいため、火が通ったらもやしとキムチを加えてさらにいためる。しょうゆを加えて調味する。
3 にらを加えてひと混ぜする。
4 器にサニーレタスを敷いて、3を盛る。

1人分　エネルギー 187kcal　塩分 1.0g

point!

白菜キムチの塩分が調味料代わりになるので、よくいため合わせて味をなじませるのがポイントです。キムチの味が濃い場合は、しょうゆを減らしてください。

このレシピでは、一般的な緑豆もやしではなく、細くてしっかりした食感のブラックマッペもやしを使っていますが、栄養価に大きな差はないので緑豆もやしを使ってもかまいません。

夕食③

1食で塩分1.5g以下の減塩献立

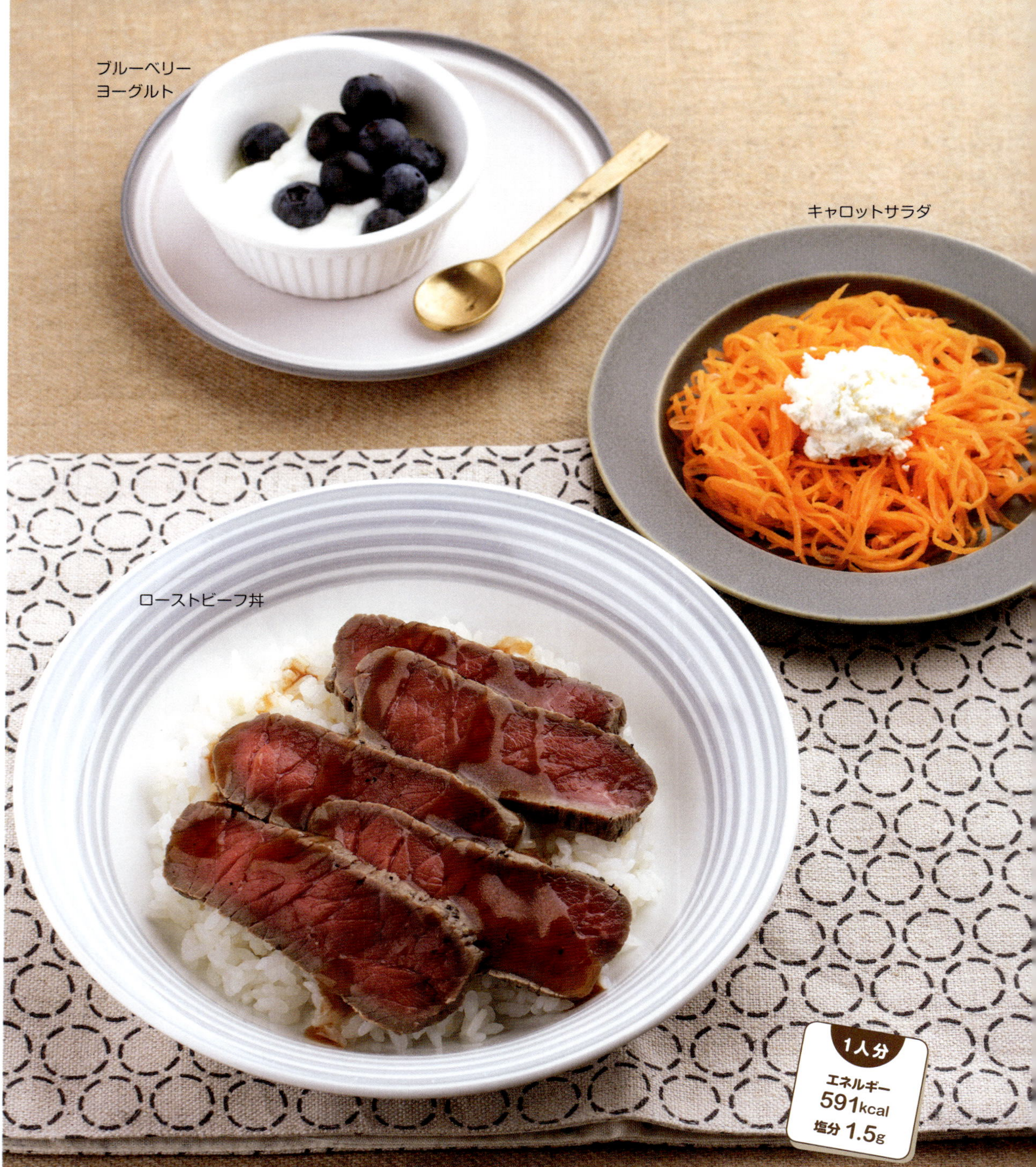
ブルーベリー
ヨーグルト
キャロットサラダ
ローストビーフ丼

1人分

エネルギー 591kcal

塩分 1.5g

ブルーベリーヨーグルト

材料（1人分）

プレーンヨーグルト……50g
ブルーベリー……20g

作り方

プレーンヨーグルトを器に入れ、ブルーベリーをのせる。

1人分　エネルギー 41kcal　塩分 0.1g

ローストビーフ丼は、肉と野菜のうま味がしみ出したシンプルなソースで、減塩ながらリッチな味わい。ソースがからみやすくなるよう、水どきかたくり粉で軽くとろみをつけます。

キャロットサラダ

材料（1人分）

にんじん……40g
ⓐ
- 油……小さじ1¼
- ワインビネガー……小さじ½強（3g）
- 塩……ミニスプーン¼（0.3g）

カテージチーズ……10g

作り方

1 ボールにⓐを合わせてドレッシングを作る。
2 にんじんは皮をむき、細いせん切りにして、熱湯でさっとゆでる。
3 ざるにあけて水けをきり、熱いうちにワインビネガーを少量（分量外）ふりかける。
4 1のボールに3のにんじんを入れて全体を混ぜ、冷やす。
5 器に盛って、カテージチーズをのせる。

1人分　エネルギー 72kcal　塩分 0.4g

point!

チーズは種類によって塩分が大きく違います。100gあたりの塩分を比較すると、プロセスチーズ2.8g、パルメザンチーズ（粉チーズ）3.8gなどに対して、カテージチーズは1.0gと少なめです。

ローストビーフ丼

材料（1人分）

ごはん……160g
- 牛もも肉……80g
- 塩……ミニスプーン⅓強（0.5g）
- こしょう……少量

油……小さじ1
玉ねぎ……30g
にんじん……10g
セロリ……10g
ⓐ
- 洋風だし……大さじ1（15mℓ）
- 赤ワイン……小さじ½強（3g）
- しょうゆ……小さじ⅓（2g）
- こしょう……少量
- ロリエ……少量

- かたくり粉……小さじ⅔
- 水……ミニスプーン2

作り方

1 肉はかたまりのまま、表面に塩とこしょうをすりこんでなじませる。
2 玉ねぎ、にんじん、セロリは細かく刻む。
3 フライパンに油を引き、肉の表面だけに焼き色をつける。アルミ箔に包み、さめたら冷蔵庫で冷やす。
4 肉汁が残った3のフライパンで2の野菜をいため、ⓐを加えて煮詰める。
5 野菜をとり除き、ソースのようすを見ながら、水どきかたくり粉で軽くとろみをつける。
6 3のローストビーフを薄くスライスする。器にごはんを盛ってローストビーフをのせ、ソースをまわしかける。

1人分　エネルギー 478kcal　塩分 1.0g

1食で塩分1.5g以下の減塩献立 夕食④

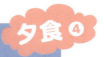

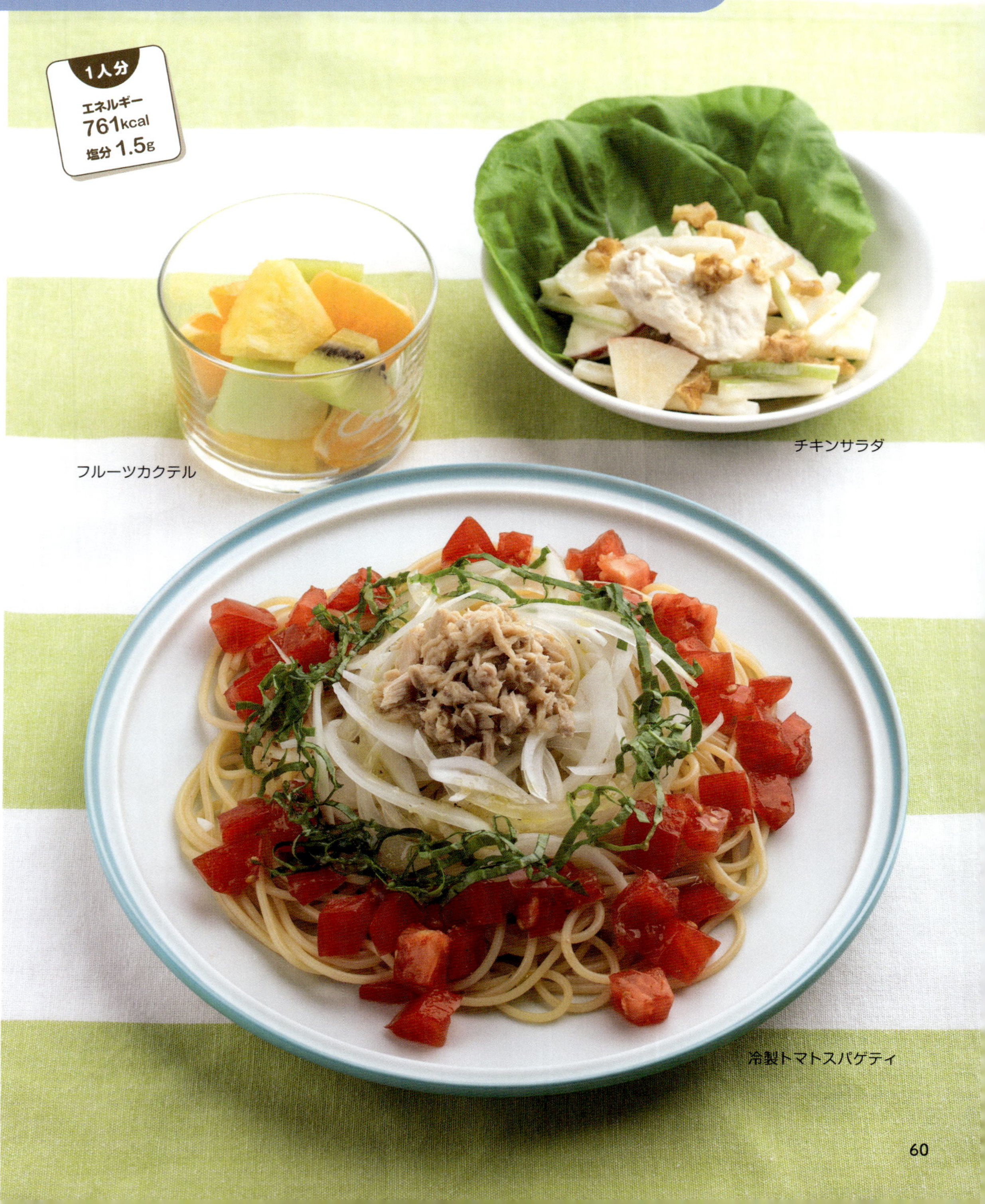
1人分
エネルギー
761kcal
塩分 1.5g
フルーツカクテル
チキンサラダ
冷製トマトスパゲティ

フルーツカクテル

材料（1人分）

メロン……30g
パイナップル……20g
オレンジ……20g
キウイフルーツ……20g
白ワイン……小さじ2
レモン汁……小さじ½強（3g）

作り方

1 メロン、パイナップル、オレンジ、キウイは、それぞれ皮をむいて一口大に切り、合わせる。
2 白ワインとレモン汁を混ぜ合わせ、1にかける。

1人分 エネルギー 49kcal
塩分 0g

チキンサラダ

材料（1人分）

鶏むね肉（皮なし）……30g
レモン汁……小さじ1（5g）
セロリ……30g
りんご……20g
マヨネーズ……小さじ2
サラダ菜……10g
くるみ……5g

作り方

1 鶏肉はレモン汁を入れた湯でゆでてさまし、そぎ切りにする。
2 セロリは筋を除いて3㎝くらいの細切りに、りんごは皮つきのまま薄切りにする。
3 くるみは焦がさないようにローストする。
4 1と2をマヨネーズであえ、サラダ菜を敷いた器に盛ってくるみを散らす。

1人分 エネルギー 140kcal
塩分 0.2g

冷製トマトスパゲティ

材料（1人分）

スパゲティ（乾）……80g
ツナ油漬け缶詰め……30g
玉ねぎ……40g
トマト……80g
ⓐ
オリーブ油……大さじ1¼（15g）
酢……大さじ½強（8g）
砂糖……小さじ1
顆粒コンソメ……小さじ⅓（1g）
塩……ミニスプーン½（0.6g）
にんにくのすりおろし……小さじ½（3g）
こしょう……少量
バジル……5g

作り方

1 トマトは1㎝角に切り、玉ねぎは薄くスライスする。バジルは細切りにする。
2 ⓐを混ぜ合わせてソースを作る。
3 スパゲティをゆで、冷水にとって冷やす。器に盛り、2のソースをかける。
4 ツナ缶、トマト、玉ねぎをのせ、全体にバジルを散らす。

1人分 エネルギー 572kcal
塩分 1.3g

point!

スパゲティは冷やすとしまってかたくなるので、通常のゆで時間よりも少し長めにゆでたほうがよいでしょう。冷水で冷やしたら、水けをよくきること。スパゲティが水っぽいと、ソースの味がうすまってしまいます。

check!

スパゲティの具材にたんぱく質が少なめなので、鶏肉の入ったチキンサラダと組み合わせてたんぱく質を補います。さっぱりとした冷製スパゲティは、ランチにもおすすめです。

column

外食や中食をじょうずに選ぶ

友人や家族との外食、仕事仲間との昼食など、外食をする機会は多いと思います。また、最近はお弁当や惣菜などを購入して家で食べる「中食《なかしょく》」も増えています。これらの食事は、忙しいときや、病気やケガなどで食事の準備ができないときなど、本当に便利です。

しかし、外食や惣菜は、すべてではありませんが、エネルギーが高い、油脂や塩分が多い、野菜が少ないといった傾向があります。選ぶときは、バランスを考えることもたいせつです。

惣菜は、主菜として選ぶさいは肉や魚などのたんぱく質がメインのおかずにし、副菜は野菜料理にします。また、主菜が揚げ物だったら副菜は煮物にするなど、同じ調理法の料理が重ならないように組み合わせると、献立全体のバランスがよくなります。朝、昼、夕の３食の献立の内容も、なるべく重ならないようにするのが理想です。2日くらいでバランスをとりましょう。

外食や弁当の場合、添えてある漬物や梅干しなどは残します。汁物は飲まないか、具だけを食べるようにしましょう。汁物と漬物を残すだけで、およそ２gの減塩になります。ソースやしょうゆは、使わないか、使ってもごく少量にします。野菜不足を野菜ジュースで代用するときは、塩分が添加されていないものを選んでください。外食でも特に、お酒のおつまみには、味が濃く塩分の多いものが目立ちます。アルコールには食欲を増進させる効果があるので、食べすぎにも気をつけましょう。もちろん、アルコールは適量にとどめるのが賢明です。

外食や中食のメニューのおおまかな塩分やエネルギーを知っておくと、何を食べるか選ぶときの参考になります。飲食店のメニューや惣菜のパッケージに記載されている栄養成分表示を確認することも、習慣づけるとよいですね。

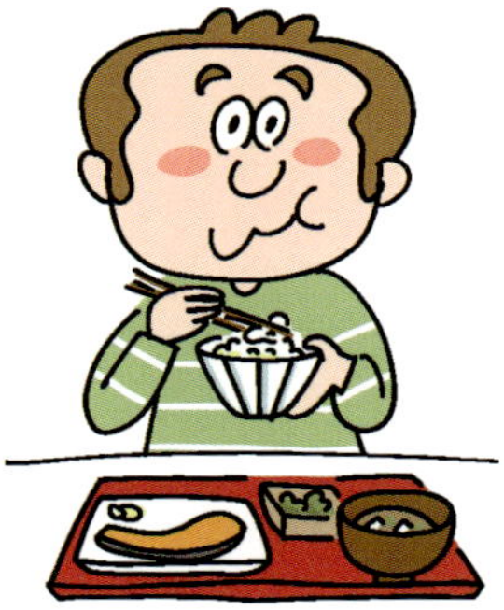

外食・中食の塩分・エネルギー

料理名	塩分	エネルギー
天ぷら定食	5.9 g	772 kcal
刺し身定食 ※つけじょうゆ含まず	4.5 g	523 kcal
サバのみそ煮定食	6.7 g	720 kcal
しょうが焼き定食	5.8 g	823 kcal
アジフライ定食	5.4 g	895 kcal
カツ丼	4.3 g	893 kcal
親子丼	3.8 g	731 kcal
にぎりずし ※つけじょうゆ含まず	2.6 g	518 kcal
レバにらいため定食	3.4 g	594 kcal
ギョーザ定食	4.1 g	656 kcal
麻婆豆腐定食	5.2 g	682 kcal
チャーハン	2.6 g	754 kcal
しょうゆラーメン	6.0 g	486 kcal
あんかけやきそば	3.6 g	517 kcal

料理名	塩分	エネルギー
ざるそば	2.7 g	284 kcal
かけそば	4.6 g	324 kcal
きつねうどん	5.8 g	392 kcal
ビーフカレー	3.9 g	954 kcal
ナポリタンスパゲティ	2.8 g	691 kcal
エビグラタン	3.1 g	552 kcal
コンビニおにぎり	1.0～1.5 g	180 kcal前後
コンビニサンドイッチ	1.3～2.4 g	300 kcal前後
幕の内弁当	3.8g	740 kcal
ハンバーグ弁当	4.1 g	911 kcal
ハンバーガー	1.5 g	275 kcal
から揚げ（1パック100g）	1.4 g	255 kcal
肉じゃが（1パック100g）	1.5 g	204 kcal
ひじき煮（1パック100g）	1.9 g	119 kcal

『毎日の食事のカロリーガイド 改訂版』（女子栄養大学出版部）より

PART 3

塩分控えめのアイデアおかず

塩分を控えたおいしい単品メニューをそろえました。
初めて食事療法にとり組むかたの場合は、
ふだんの食事の1品をこの本で紹介する料理に代えることから始めるとよいでしょう。
106～107ページの組み合わせ例を参考にして
献立をすべてこの本の料理で組み立てれば、大幅に減塩することも可能です。
高血圧を改善するために積極的にとりたいカリウムを豊富に含む料理もご紹介します。

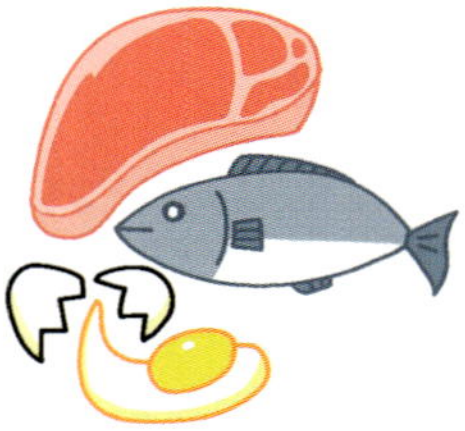

塩分1g以下の主菜

主菜は、肉、魚、卵・豆腐などをおもな材料とするメインのおかず。
満足感を得られるよう、減塩とおいしさをうまく両立しましょう。

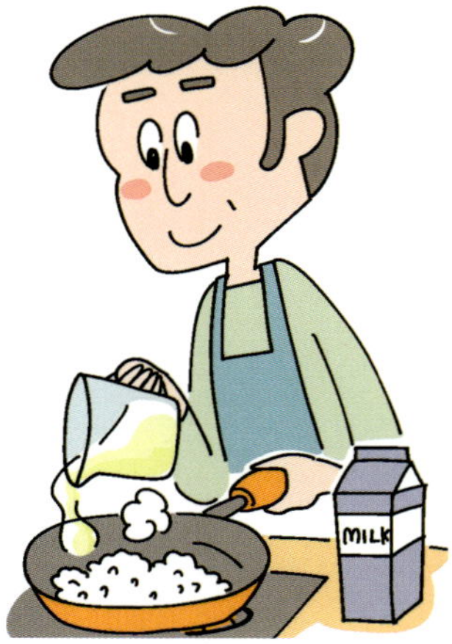

主菜は献立の中心となる料理です。減塩したせいで味けないものになってしまったのでは、食事そのものを楽しむことができません。減塩を習慣づけ、長続きさせるためには、おいしさとの両立が重要です。

スパイスやハーブの香りをきかせたり、酸味や辛味でアクセントをつけたりすると、おいしく減塩することができます。卵料理などでは、隠し味に砂糖をひとつまみ加えると、味を感じやすくなります。うま味やこくのある食材、食感が楽しめる食材を使うのもよいですね。

また、肥満が気になる人は、肉や魚をふだんから多くとりすぎている可能性があります。適切な量は1食あたり80g前後が目安です。見直してみましょう。

主菜の塩分を減らす調理のポイント！

味にアクセントを

酸味、辛味、甘味、香りといった、塩分以外の要素をうまく使うと、味を感じやすくなり、減塩につながります。

- ハニーマスタードチキン（70ページ）
- サバのカレームニエル（73ページ）　など

食感に変化をつける

シャキシャキした野菜、カリカリとした揚げ衣など、食感の楽しさも減塩の強い味方です。不足しがちなビタミンも補えます。

- 豚薄切り肉の竜田揚げ（65ページ）
- れんこん入りハンバーグ（69ページ）　など

うま味やこくをプラス

乳製品やマヨネーズ、トマトといった食材を使ったり、油で揚げたりすることで、うま味やこくが加わり、おいしくなります。

- タラのトマトソース煮（75ページ）
- 豆腐のグラタン（83ページ）　など

塩分1g以下の主菜

肉のおかず

薄切り肉やひき肉などの味が入りやすい肉を使ったり、材料や味つけをくふうしたりすることで、塩分を減らしても食べやすい料理になります。

豚薄切り肉の竜田揚げ

1人分
エネルギー 287kcal
塩分 0.9g

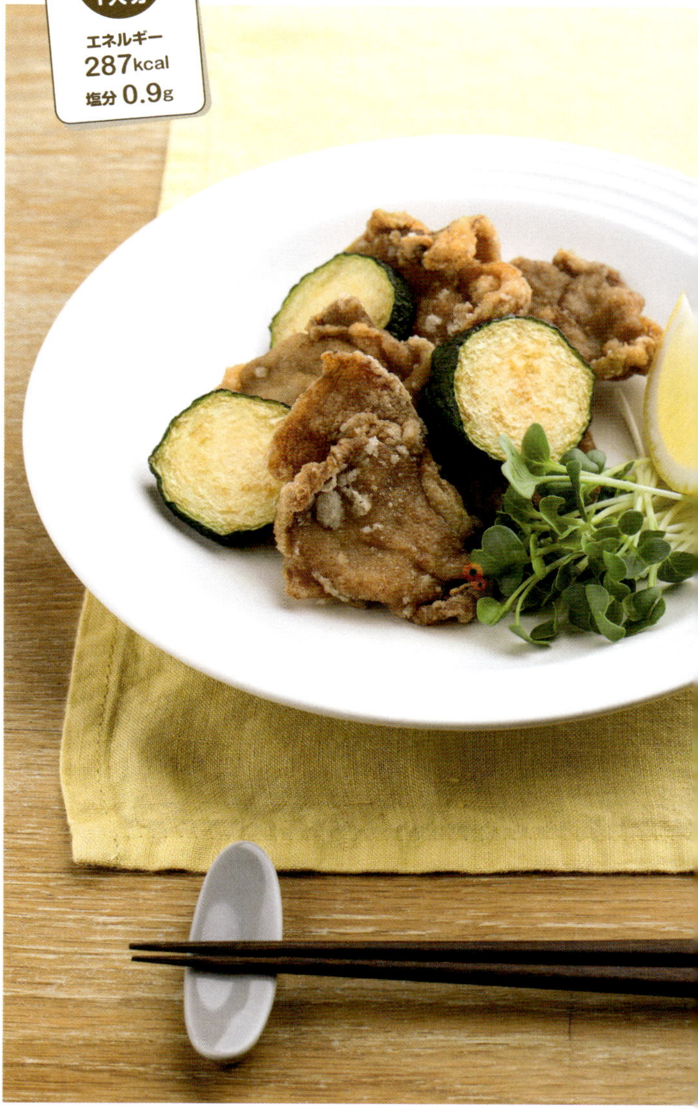

薄切り肉は味のしみ込みがよいので、
しっかり濃い味に感じます。
早く揚がるので調理時間も短縮できます。

材料（1人分）

- 豚肩ロース薄切り肉……70g
- ⓐしょうがのすりおろし……小さじ1弱（5g）
- ⓐ酒……小さじ1
- ⓐしょうゆ……小さじ1
- かたくり粉……大さじ1弱（8g）
- ズッキーニ……30g
- 揚げ油……適量
- レモン……10g
- 貝割れ菜……5g

作り方

1 豚肉は5cm長さに切る。ズッキーニは7mm厚さに切る。
2 ⓐを合わせた漬け汁に1の豚肉を10分ほど漬ける。
3 2の水分をふきとり、かたくり粉をつけて、170～180℃に熱した揚げ油で1枚ずつ揚げる。ズッキーニは素揚げにする。
4 器に盛り合わせ、貝割れ菜とレモンを添える。

point!

揚げる前に肉を漬け汁に10分ほどしっかり漬け込むのが味の決め手です。食べるときにレモンを搾り、香りと酸味をプラスします。

豚肉の野菜ロール

**3 種類の野菜をそれぞれ別々に巻き、味と食感のバリエーションを楽しみます。
豚バラ肉は脂が多いので、食べるときにポン酢をつけてさっぱりと。**

材料（1 人分）

豚バラ薄切り肉	80g
ねぎ	30g
グリーンアスパラガス	2本（40g）
えのきたけ	20g
青じそ	2枚（2g）
ⓐ かぼすの搾り汁	小さじ½強（3g）
ⓐ しょうゆ	小さじ1弱（5g）

作り方

1 ねぎは5㎝長さの細切りにする。えのきは根元を除いて半分に切る。アスパラガスは5㎝長さに切ってゆでる。
2 豚肉を広げ、野菜を1種類ずつしっかりと巻く。
3 フライパンに少量の油（分量外）を引き、2を転がしながら焼く。
4 器に青じそを敷いて3を盛り、ⓐを合わせたポン酢を添える。

1人分
エネルギー 335kcal
塩分 0.8g

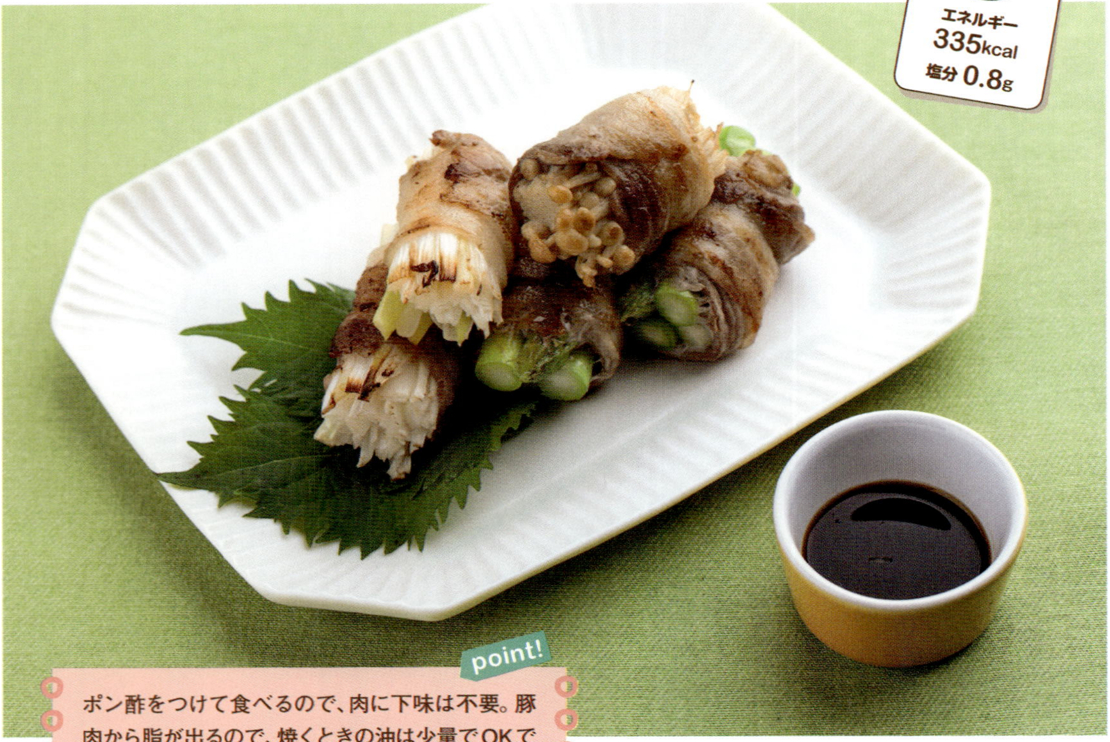

point!
ポン酢をつけて食べるので、肉に下味は不要。豚肉から脂が出るので、焼くときの油は少量でOKです。外側がカリッとしてくるまでよく焼きましょう。

1人分
エネルギー
230kcal
塩分 1.0g

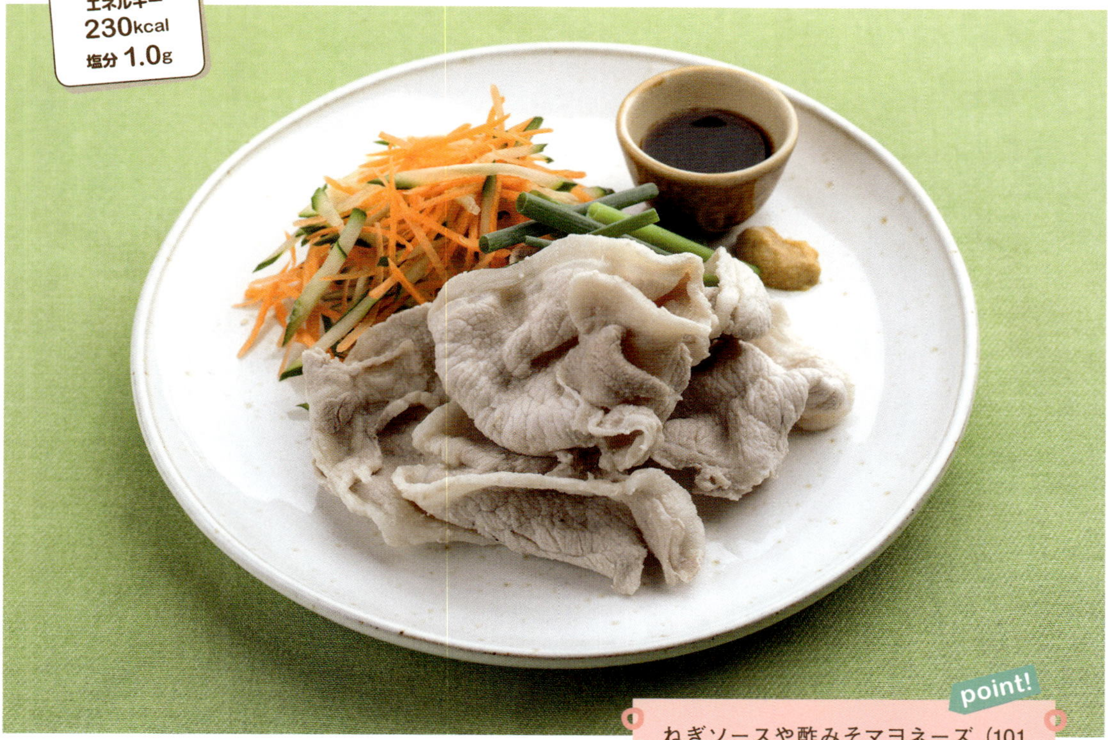

point!
ねぎソースや酢みそマヨネーズ（101ページ）、梅ドレッシング（105ページ）でもおいしくいただけます。

ゆで豚
からし酢じょうゆ

しゃぶしゃぶ用の肉をゆでて、たっぷりの野菜といっしょに食べるヘルシーな一品。からしの風味がゆで豚によく合います。

材料（1人分）

豚肩ロース肉（しゃぶしゃぶ用）……80g
きゅうり……1/3本（30g）
にんじん……20g
小ねぎ……1本（5g）
だし……適量
［ 米酢……小さじ1/2強（3g）
［ しょうゆ……小さじ1弱（5g）
練りからし……小さじ1/2強（3g）

作り方

1 きゅうり、にんじんは皮をむいてせん切りにする。小ねぎは食べやすい長さに切る。
2 なべにだしを煮立て、豚肉をさっとくぐらせ火を通す。
3 水分をふいて1の野菜とともに器に盛り、酢じょうゆとからしを添える。

ミルクカレー

**牛乳をたっぷり使ったマイルドなカレーです。
辛味と香りはカレー粉のみでシンプルに。
市販のカレールーを使うよりも大幅に減塩！**

1人分
エネルギー 320kcal
塩分 1.0g

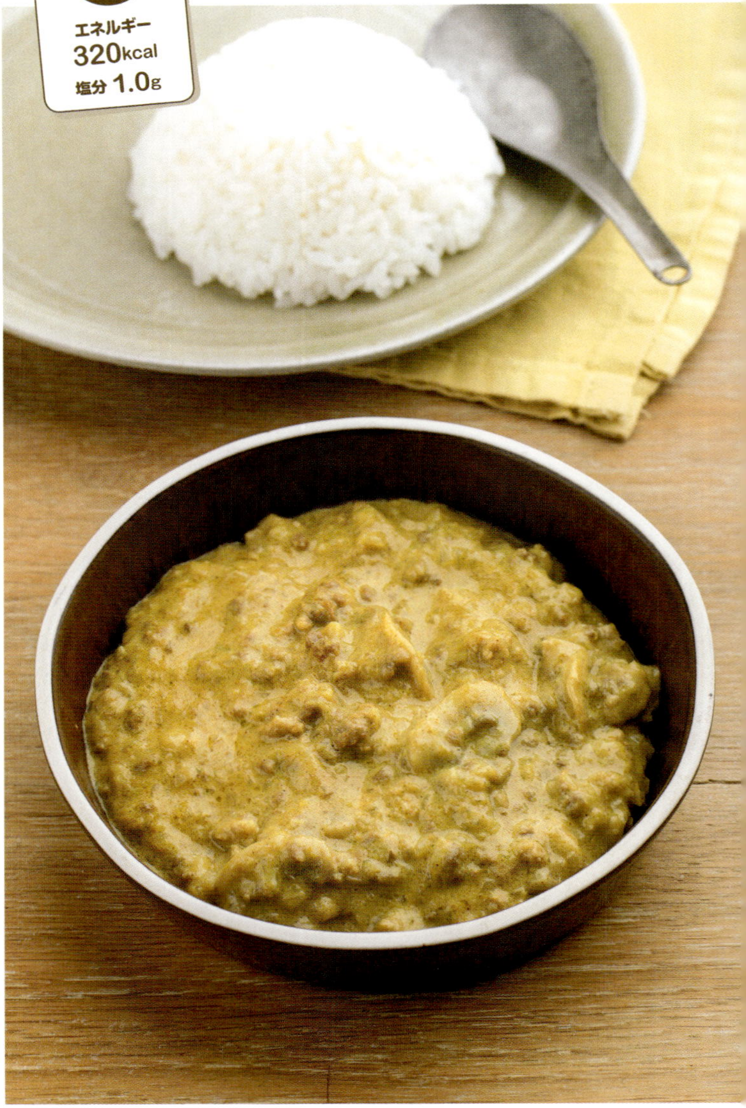

材料（1人分）

牛ひき肉	40g
豚ひき肉	40g
玉ねぎ	¼個（50g）
マッシュルーム	1個（10g）
油	小さじ1弱（3g）
小麦粉	小さじ1
カレー粉	大さじ½
牛乳	½カップ弱（100g）
砂糖	小さじ⅓
塩	ミニスプーン⅔（0.8g）

作り方

1 玉ねぎはみじん切りに、マッシュルームは薄切りにする。
2 なべに油を熱し、玉ねぎをいためる。色づいたら、マッシュルームとひき肉を加えていためる。
3 小麦粉とカレー粉を加え、さらにいためる。
4 牛乳を加えて煮込み、砂糖と塩で調味して火を消す。

point!

ごはんにかけて食べるほか、小麦粉を少し増やして濃度をつけ、サンドイッチの具材にするのもおすすめです。

れんこん入りハンバーグ おろしソース

れんこんを加えることでボリュームが増し、
シャキシャキした食感も楽しめます。
つけ合わせやソースの塩分も控えめに。

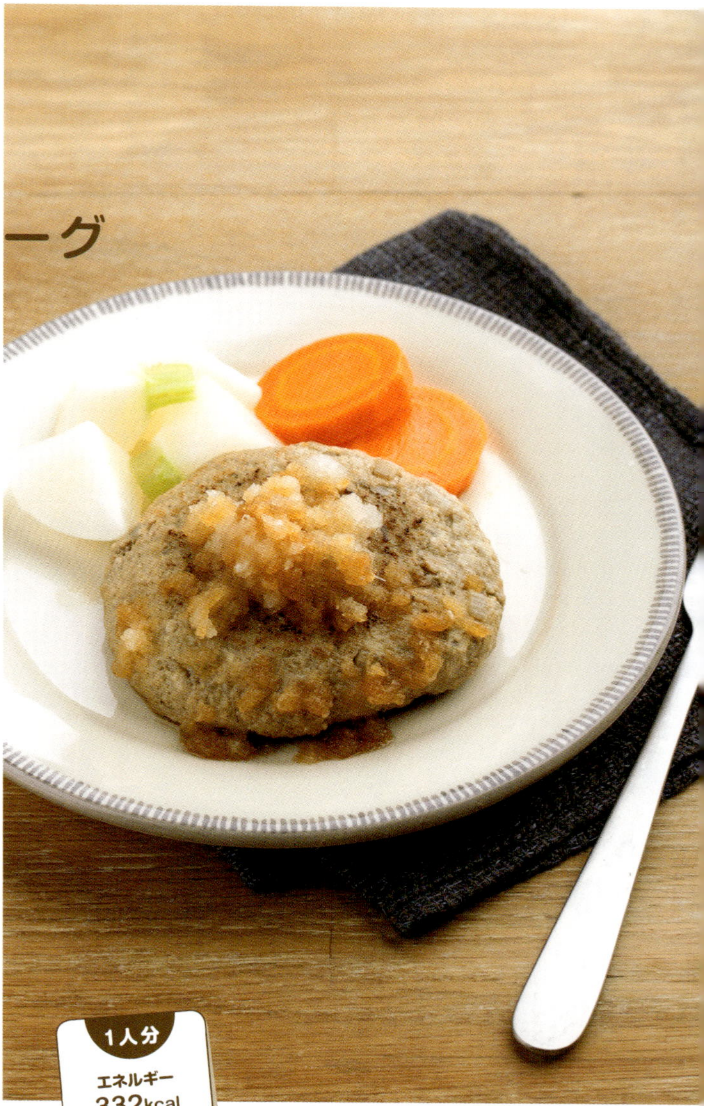

1人分
エネルギー 332kcal
塩分 1.0g

材料（1人分）

豚ひき肉	40g
牛ひき肉	40g
とき卵	10g
パン粉（生）	1/4カップ（10g）
牛乳	小さじ2（10g）
塩	ミニスプーン1/6（0.2g）
こしょう、ナツメグ	各少量
玉ねぎ	1/5個（40g）
れんこん	30g
油	小さじ1弱（3g）
かぶ	小1個（40g）
にんじん	30g
砂糖	小さじ1/3
無塩バター	小さじ1/4（1g）
おろし大根	30g
めんつゆ（3倍濃縮）	小さじ2/3強（5g）

作り方

1 にんじんは7mm厚さに切り、バター、砂糖とともになべに入れて火にかけ、グラッセを作る。かぶは食べやすい大きさに切ってゆでる。おろし大根にめんつゆを加えて混ぜ、大根おろしソースを作る。
2 れんこんは7mm角に切ってさっとゆでる。
3 玉ねぎはみじん切りにしていためる。
4 ボールにひき肉、3の玉ねぎ、とき卵、パン粉、牛乳、調味料を入れてよく練り混ぜる。
5 2のれんこんを全体に混ぜ、小判型に成形して両面を焼き、中まで火を通す。
6 器に盛り、にんじんのグラッセとかぶを添える。大根おろしソースをかける。

point!

にんじんのグラッセは無塩バターを使うのが減塩のポイントです。ソースは、味がうすくなりすぎないよう、おろし大根の水けを軽く絞ってからめんつゆを混ぜましょう。

ハニーマスタードチキン

**はちみつと粒入りマスタードの濃厚な甘味、こく、香りで、しっかりとした味わいに。
パンとの相性がよいので、サンドイッチにしてもよいでしょう。**

材料（1人分）

- 鶏もも肉……80g
- 塩……ミニスプーン1/3強（0.5g）
- こしょう……少量

油……小さじ1/2（2g）

ⓐ
- 粒入りマスタード……小さじ1
- はちみつ……小さじ2/3強（5g）
- マヨネーズ……小さじ2 1/2（10g）

グリーンアスパラガス……2本（30g）
アボカド……20g
ミニトマト……2個（20g）

作り方

1 アボカドはスライスし、アスパラガスははかまをとってゆでる。
2 鶏肉に塩とこしょうをふり、油を引いたフライパンで皮を下にして焼く。
3 裏返してさらに焼き、火が通ったらⓐを混ぜ合わせて加え、からめる。
4 器に盛り、アボカド、アスパラガス、ミニトマトを添える。

1人分
エネルギー 325kcal
塩分 1.0g

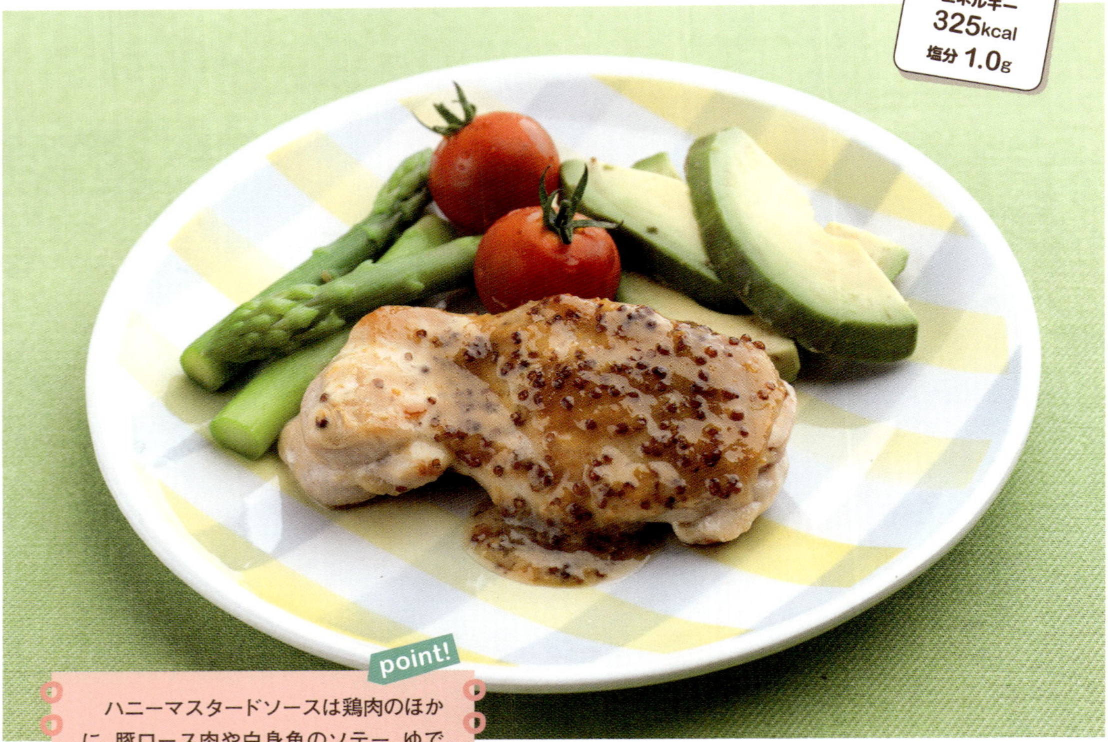

point!
ハニーマスタードソースは鶏肉のほかに、豚ロース肉や白身魚のソテー、ゆで野菜などにもよく合います。

1人分
エネルギー 131kcal
塩分 0.9g

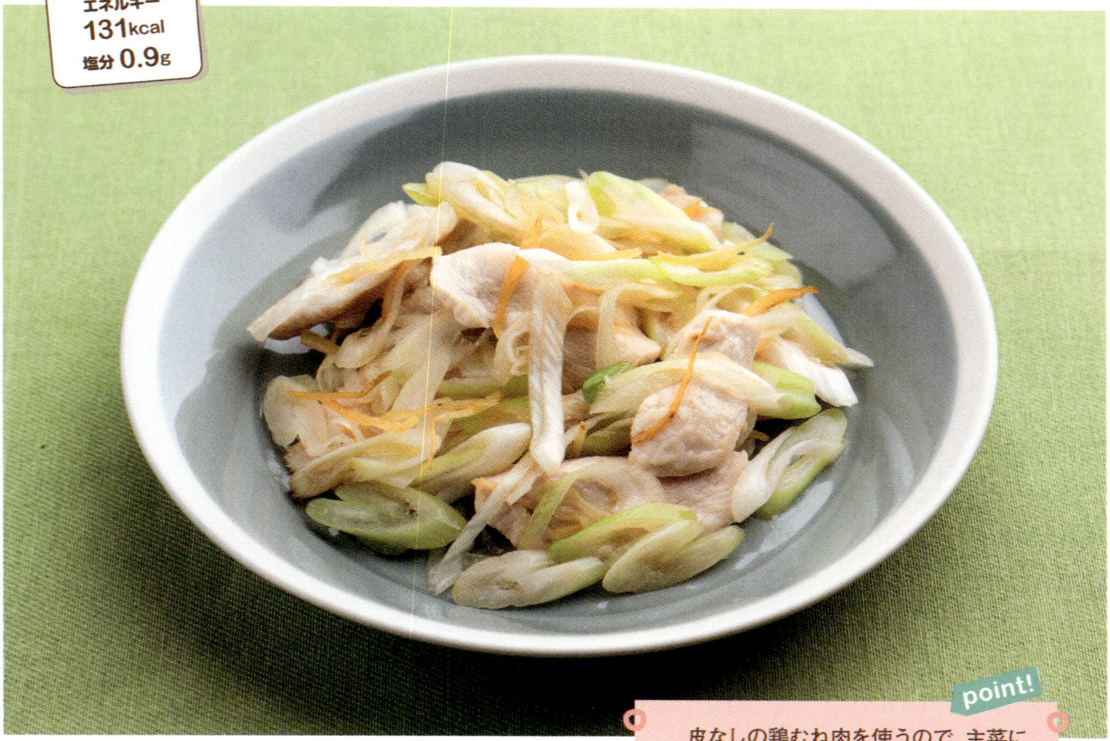

point!
皮なしの鶏むね肉を使うので、主菜にしては低エネルギー。摂取エネルギーを控えたいときにおすすめの一品です。

鶏肉とねぎのあっさりいため

ねぎとしょうがの香りをきかせておいしく減塩！
鶏肉をそぎ切りにすることで、全体に味がなじみやすくなります。

材料（1人分）

鶏むね肉（皮なし）……70g
ねぎ……50g
しょうが……3g
油……小さじ1弱（3g）
酒……小さじ1/2強（3g）
塩……ミニスプーン2/3（0.8g）
こしょう……少量
ごま油……小さじ1/4（1g）

作り方

1 鶏肉はそぎ切りにする。ねぎは斜め薄切り、しょうがはせん切りにする。
2 油を引いたフライパンにしょうがを入れて香りを出し、鶏肉をいため、酒をふり入れて火を通す。
3 ねぎを加えていため合わせ、塩、こしょう、ごま油を加えて全体を混ぜ、火を消す。

塩分1g以下の主菜

魚のおかず

魚の脂に多く含まれるEPAやDHAは、コレステロールを下げる効果が期待できます。
高血圧だけでなくコレステロールが気になるかたには、積極的にとってほしい食材です。

カツオのラビゴットソース

軽くソテーしたカツオを
さっぱりとした洋風のソースでいただきます。
食卓が華やかになる彩りのよい一皿です。

1人分
エネルギー 230kcal
塩分 0.9g

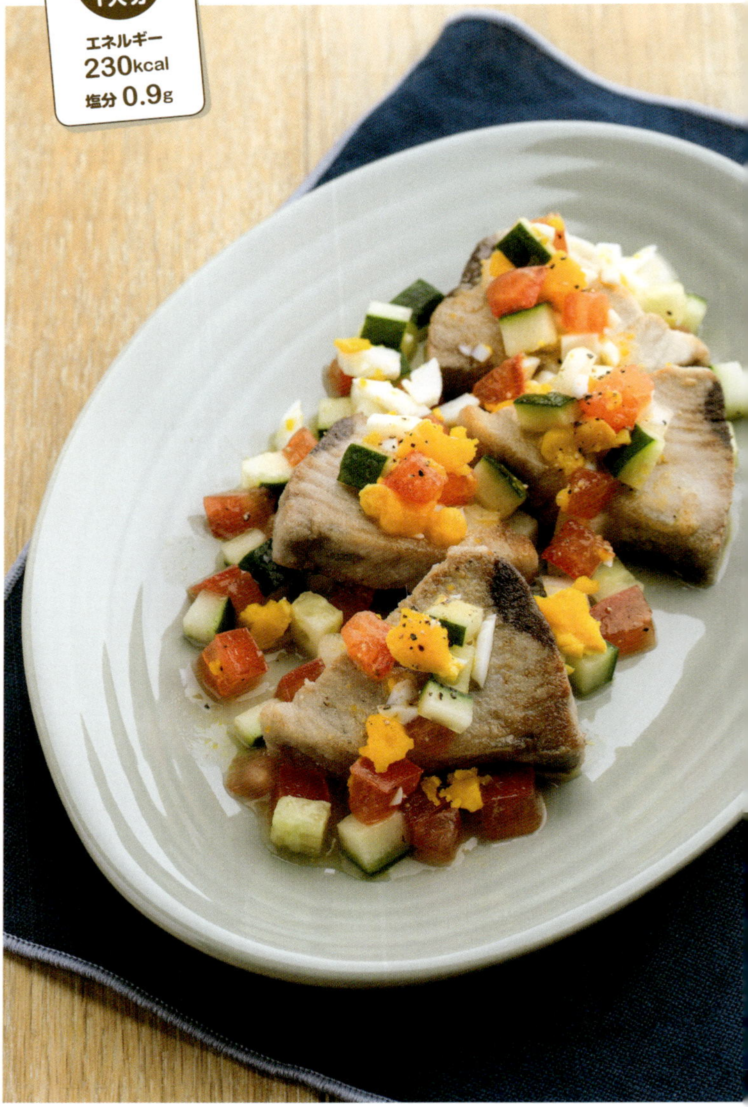

材料（1人分）

カツオ（刺し身用）	80g
塩	ミニスプーン1/4（0.3g）
こしょう	少量
小麦粉	大さじ1弱（8g）
油	小さじ1弱（3g）
トマト	30g
きゅうり	20g
玉ねぎ	10g
ゆで卵	小1/2個（25g）
ⓐ オリーブ油	小さじ1弱（3g）
ⓐ レモン汁	大さじ1（15g）
ⓐ こしょう	少量
ⓐ 塩	ミニスプーン1/3強（0.5g）

作り方

1 トマト、きゅうり、玉ねぎは7mm角に切る。ゆで卵はあらみじんに切る。
2 ボールに1の野菜を入れ、ⓐを加えて調味し、ゆで卵を加えて軽く混ぜる。
3 カツオは塩とこしょうをふって小麦粉をつけ、油を引いたフライパンで焼く。
4 器に3のカツオを盛り、2のソースをかける。

point!

カツオは生でも食べられる刺し身用を使うので、焼き加減は好みで調節してください。中はレアでもおいしい。

1人分
エネルギー
292kcal
塩分 1.0g

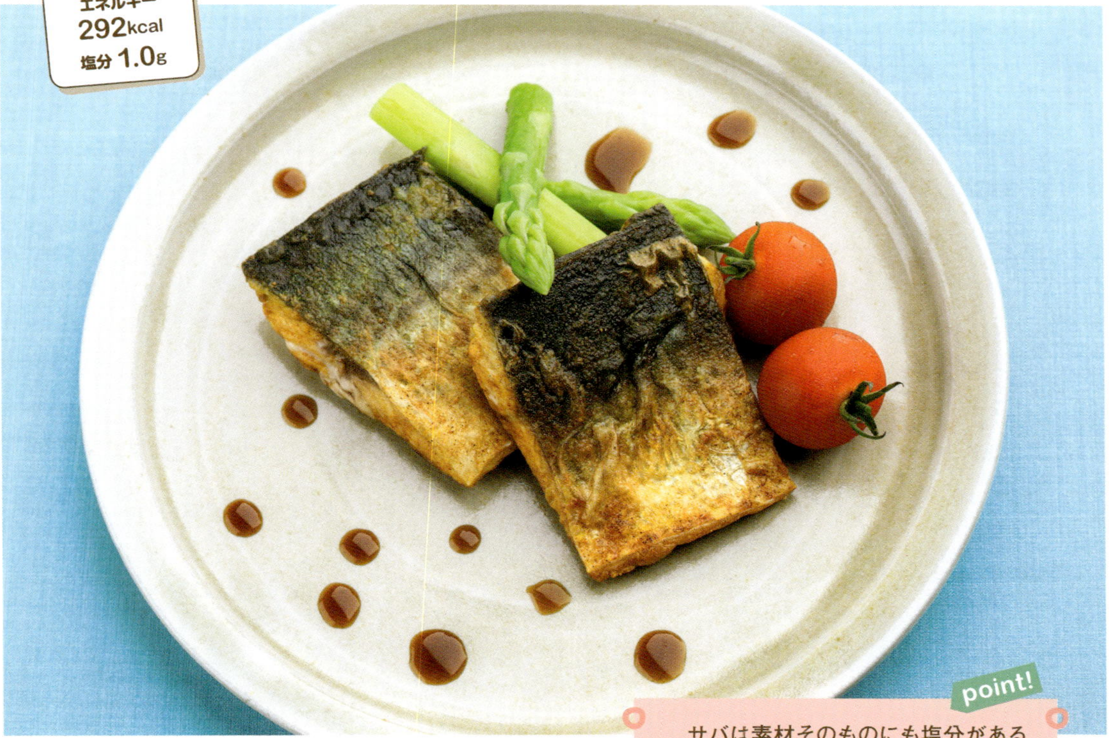

point!
サバは素材そのものにも塩分があるので、下味に塩をふらずに調理。魚のくさみはカレー粉をふってカバーします。

サバのカレームニエル

カレー粉の風味とカリッと焼いた香ばしさで、青魚のくさみは気になりません。仕上げにウスターソースを少量散らして味のアクセントに。

材料（1人分）

サバ（切り身）	100g
小麦粉	大さじ1強（10g）
カレー粉	小さじ½
油	小さじ1弱（3g）
グリーンアスパラガス	2本（30g）
ミニトマト	2個（20g）
ウスターソース	小さじ1強（7g）

作り方

1 アスパラガスははかまをとり、食べやすい大きさに切ってゆでる。
2 小麦粉とカレー粉を混ぜ、サバにまぶす。
3 フライパンに油を熱し、2のサバを焼く。
4 器に盛り、アスパラガスとミニトマトを添える。器の空いた部分にウスターソースを散らす。

サーモンの香草焼き

**調味料は下味の塩のみですが、にんにくとローズマリーの香りでおいしく仕上がります。
つけ合わせのルッコラにも独特の風味があるので、いっしょに食べましょう。**

材料（1人分）

- 生ザケ（切り身）……80g
- 塩……ミニスプーン2/3（0.8g）
- こしょう……少量
- にんにくのみじん切り……小さじ1弱（3g）
- ローズマリー（生）……5g
- オリーブ油……小さじ1弱（3g）
- ズッキーニ……30g
- ミニトマト……2個（20g）
- ルッコラ……8g

作り方

1. サケに塩とこしょうをふる。ズッキーニは食べやすく切る。ミニトマトはへたを除いて包丁で切り目を入れる。
2. フライパンにオリーブ油とにんにくを入れて火にかけ、香りが出たらサケを入れて焼く。空いた部分で、ズッキーニ、ミニトマトを焼く。
3. 裏返してローズマリーを上にのせ、ふたをして蒸し焼きにする。
4. 器にルッコラを敷いてサケを盛り、ズッキーニとトマトを添える。

1人分
エネルギー 151cal
塩分 1.0g

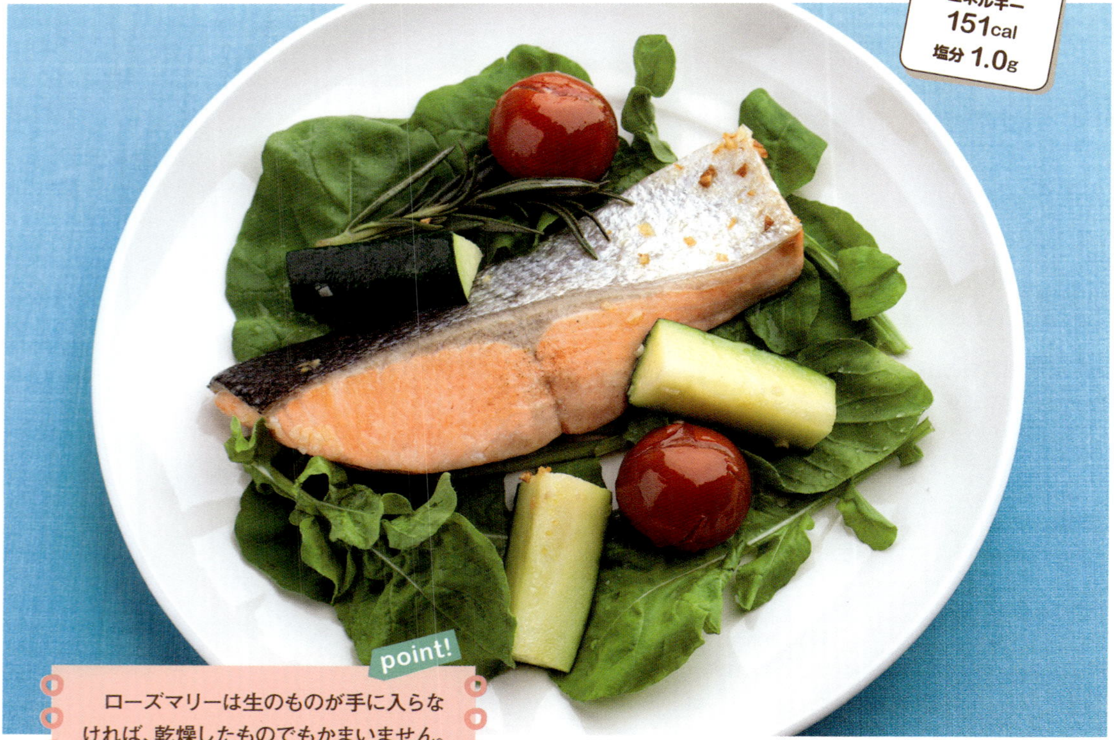

point!
ローズマリーは生のものが手に入らなければ、乾燥したものでもかまいません。香りが強いので少量でOKです。

1人分
エネルギー 160kcal
塩分 0.9g

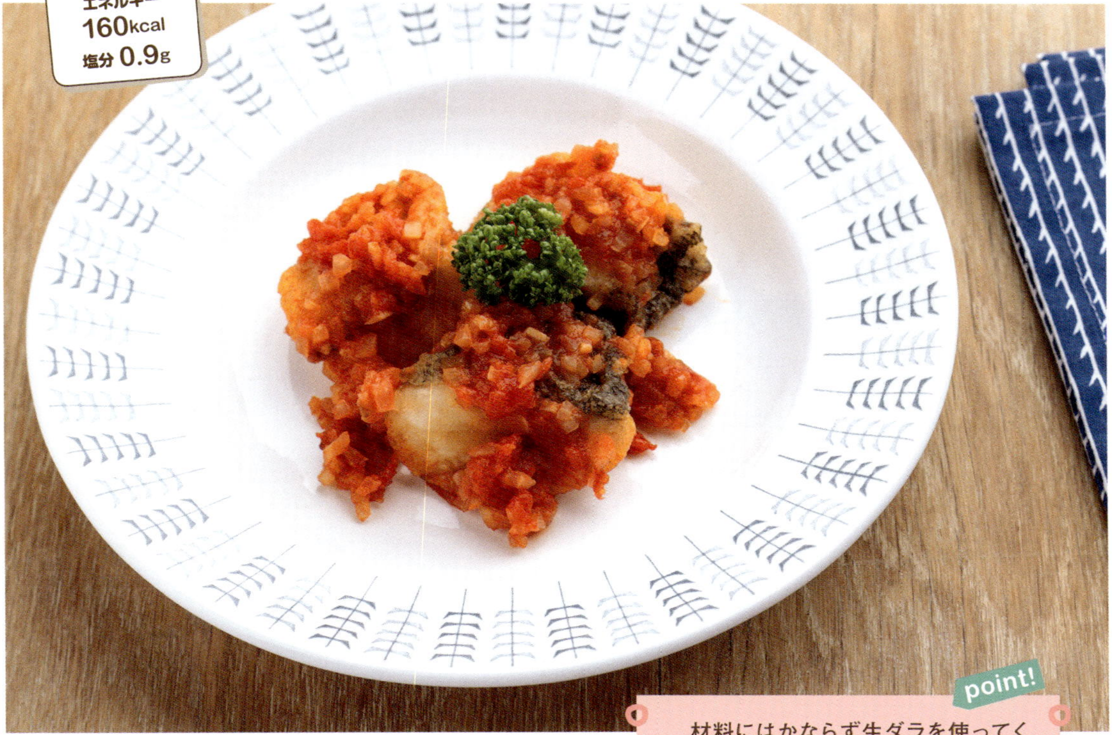

point!
材料にはかならず生ダラを使ってください。塩をしたもの（塩ダラ）も多く出回っているので、まちがえないよう購入時によく確かめましょう。

タラのトマトソース煮

淡泊な白身のタラは、カラリと揚げてからトマトソースで煮てボリュームアップ。トマト水煮缶詰めを利用すると、こくが出てうす味でも食べやすい料理になります。

材料（1人分）

- 生ダラ（切り身）……80g
- 酒……小さじ1
- かたくり粉……小さじ2弱（5g）
- 揚げ油……適量
- 玉ねぎ……30g
- にんにく……1g
- オリーブ油……小さじ1¼（5g）
- ⓐ トマト水煮缶詰め（ホール・食塩無添加）……1/8缶（50g）
- ⓐ タイム（乾）、こしょう……各少量
- ⓐ 塩……ミニスプーン1/2強（0.7g）
- ⓐ みりん……小さじ1/2（3g）
- パセリ……1房（1g）

作り方

1 玉ねぎはあらみじん切り、にんにくはみじん切りにする。
2 なべに油とにんにくを入れて火にかけ、香りが出たら玉ねぎを加えていためる。
3 ⓐを加えて煮詰め、トマトソースを作る。
4 タラに酒をふり、かたくり粉をつける。170〜180℃に熱した揚げ油で揚げ、3のなべに入れて軽く煮込む。
5 器に盛り、パセリを添える。

マグロのタルタル丼

**細かく刻んだマグロの味つけは、なんと焼き肉のたれとオリーブオイル！
甘めでこくがあり、ユッケのような味わいになります。**

材料（1人分）

ごはん	160g
マグロ赤身（刺し身用）	80g
きゅうり	20g
青じそ	2枚（2g）
オリーブ油	小さじ1弱（3g）
焼肉のたれ	小さじ2（12g）
卵黄	1個分（20g）
いり白ごま	ミニスプーン½強（0.3g）
貝割れ菜	10g

作り方

1. マグロは細かく刻む。
2. きゅうりは細かく刻み、青じそはせん切りにする。
3. 1と2を合わせ、オリーブ油と焼き肉のたれを加えて混ぜ合わせ、30分ほどおく。
4. 丼にごはんを盛って3をのせ、中央に卵黄を落としてごまを散らす。貝割れ菜を飾る。

1人分
エネルギー 504cal
塩分 0.9g

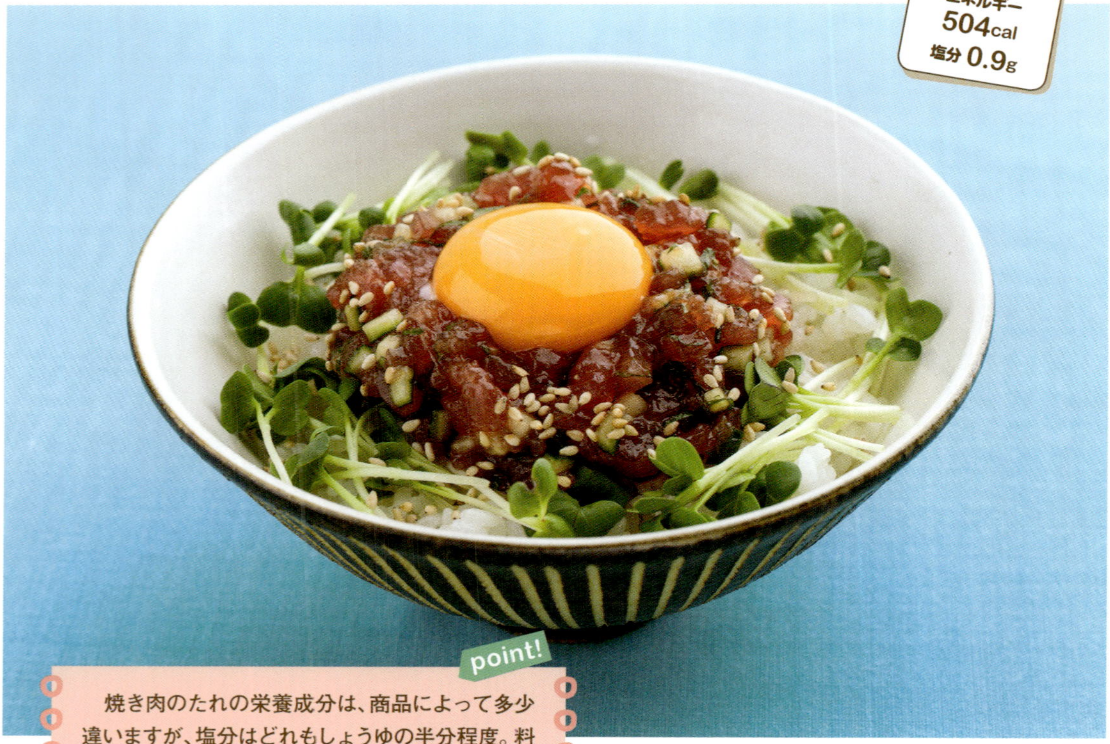

point!

焼き肉のたれの栄養成分は、商品によって多少違いますが、塩分はどれもしょうゆの半分程度。料理の味つけにうまく利用するとよいでしょう。

1人分
エネルギー 272kcal
塩分 0.9g

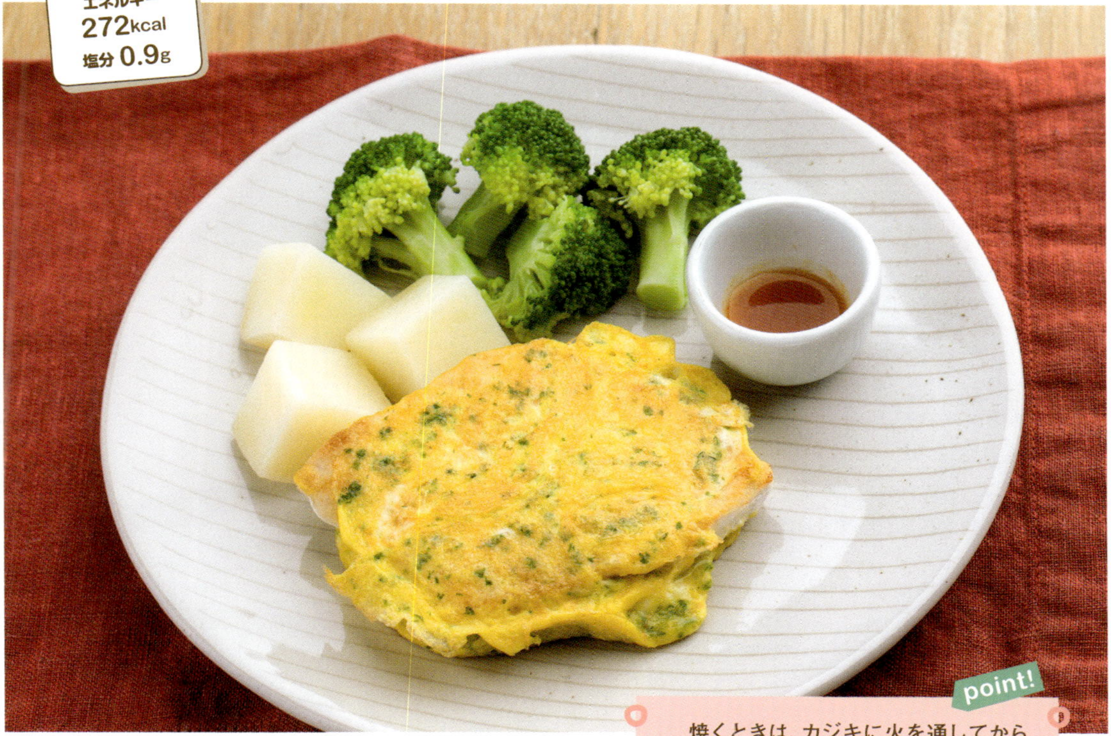

point!
焼くときは、カジキに火を通してから卵液を入れましょう。卵液を早くに入れると、カジキに火が通りにくくなり、卵が焼きすぎでかたくなってしまいます。

カジキのピカタ

卵液をまとわせることで、淡泊なカジキもこくのある一品に。
粉チーズの塩味とうま味が味の決め手です。チリペッパーソースの辛味はお好みで。

材料（1人分）

カジキ（切り身）	80g
塩	ミニスプーン1/4（0.3g）
小麦粉	大さじ1強（10g）
油	小さじ1弱（3g）
とき卵	1/2個分（25g）
粉チーズ	小さじ2 1/2（5g）
パセリのみじん切り	小さじ1
じゃが芋	1/3個（40g）
無塩バター	小さじ1/4（1g）
ブロッコリー	小房4個（30g）
チリペッパーソース	10g

作り方

1 ブロッコリーはゆでる。じゃが芋はゆでてバター少量をからめる。
2 カジキは塩をふり、小麦粉をまぶす。
3 とき卵に粉チーズとパセリを加えて混ぜる。
4 フライパンに油を熱し、2のカジキを焼く。火が通ったら3の卵液を流し入れ、卵がかたまるまで焼く。
5 器に盛り、ブロッコリー、じゃが芋、チリペッパーソースを添える。

サワラのマヨみそ焼き

素材の表面に味をつけることで、減塩でも味をしっかりと感じやすくなります。こんがりと焼けた香りが食欲をそそります。

1人分
エネルギー 318kcal
塩分 0.9g

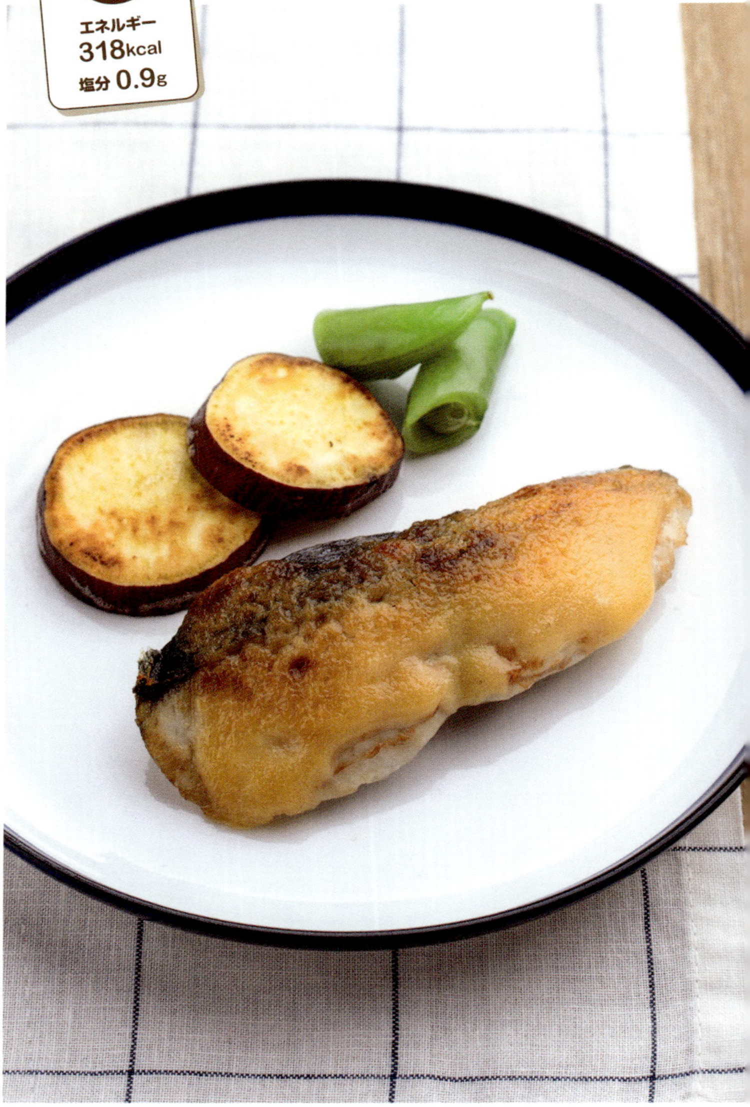

材料（1人分）

サワラ（切り身）	80g
油	小さじ½（2g）
┌ マヨネーズ	小さじ2
└ 甘みそ	大さじ½強（10g）
さつま芋	中⅕本（40g）
無塩バター	小さじ1弱（3g）
スナップえんどう	1個（10g）

作り方

1 さつま芋は7㎜厚さに切ってレンジで2分加熱し、フライパンにバターをとかして両面を焼く。
2 スナップえんどうは筋を除いてゆでる。
3 マヨネーズとみそを混ぜ合わせる。
4 フライパンに油を熱し、サワラを両面ソテーする。
5 サワラをとり出し、3を上に広げてグリルまたはオーブントースターで軽く焼き目がつく程度に焼く。
6 器に盛り、さつま芋とスナップえんどうを添える。

point!

みそは西京みそなどの塩分が少なめで甘味の強いみそを使ってください。

1人分
エネルギー
277kcal
塩分 0.8g

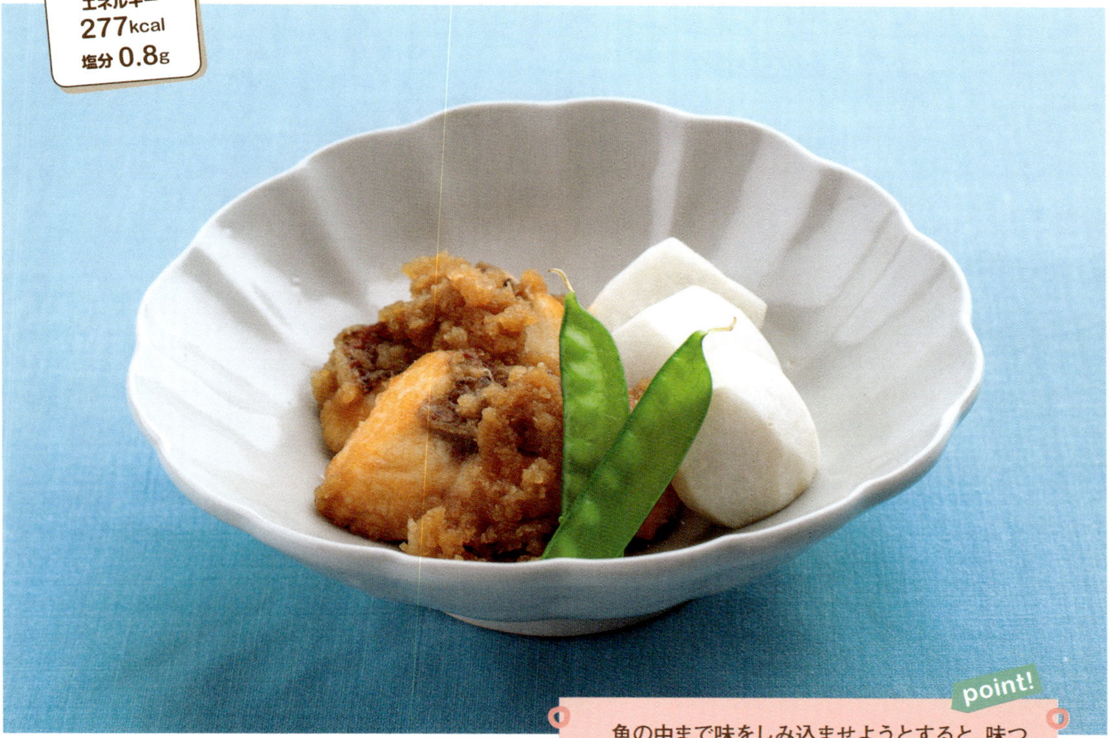

point!

魚の中まで味をしみ込ませようとすると、味つけが濃くなってしまいます。煮汁と魚をいっしょに食べるようにすれば、中まで味がしみていなくてもおいしくいただけます。

タイの揚げ煮

おろし大根を加えた煮汁ごと食べるとちょうどよい味つけです。
タイの代わりにカレイやタラで作ってもおいしくできます。

材料（1人分）

- タイ（切り身）……80g
- 小麦粉……小さじ2弱（5g）
- 揚げ油……適量
- ⓐ
  - おろし大根……50g
  - しょうゆ……小さじ1弱（5g）
  - 酒……小さじ½強（3g）
  - 砂糖……小さじ1
- 里芋……1個（50g）
- さやえんどう……2枚（3g）

作り方

1. 里芋は食べやすく切ってやわらかくゆでる。さやえんどうは筋を除いてゆでる。
2. タイに小麦粉をつけ、170～180℃に熱した揚げ油で揚げる。
3. なべにⓐを煮立て、2のタイを加えて軽く煮る。
4. 器に盛り、里芋とさやえんどうを添える。

塩分1g以下の主菜

卵・豆腐のおかず

卵料理の味つけがもの足りないときは、隠し味にひとつまみの砂糖を入れると味が決まります。
豆腐料理は時間が経つと水分が出てしまうので、早めに食べましょう。

千草焼き

**肉と野菜がたっぷり入った
ボリュームのある卵料理です。
さめてもおいしいのでお弁当にも向いています。**

1人分
エネルギー
222kcal
塩分 0.9g

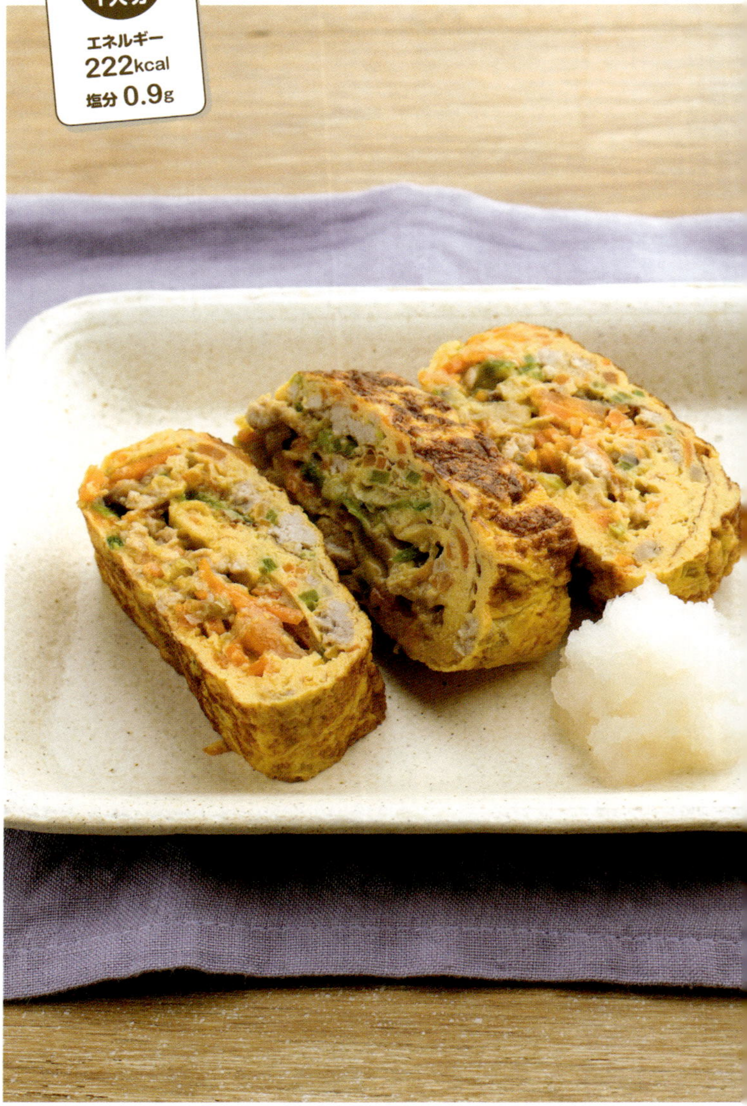

材料（1人分）

卵	1½個(75g)
豚ひき肉	30g
ねぎ	20g
にんじん	20g
さやえんどう	1枚(2g)
干ししいたけ	½個(1g)
しょうゆ	小さじ⅔(4g)
油	小さじ½(2g)
おろし大根	30g

作り方

1 干ししいたけは水でもどしてせん切りにする。にんじんは細切り、ねぎは小口切り、さやえんどうは細い斜め切りにする。
2 なべでひき肉をいため、1の野菜を加えてさらにいためる。火が通ったらしょうゆで味をつけ、さます。
3 卵をときほぐし、2を加えてよく混ぜる。
4 フライパンに油を引いて3の卵液を⅓量流し、火が通ったら手前に寄せ、残りの卵液を⅓量流して焼く。
5 4をもう一度くり返して、厚焼き卵を作る。
6 3つに切って器に盛り、おろし大根を添える。

point!

加える野菜は好みのものでかまいませんが、干ししいたけはうま味のもとになるのでかならず入れましょう。

1人分
エネルギー
237kcal
塩分 0.7g

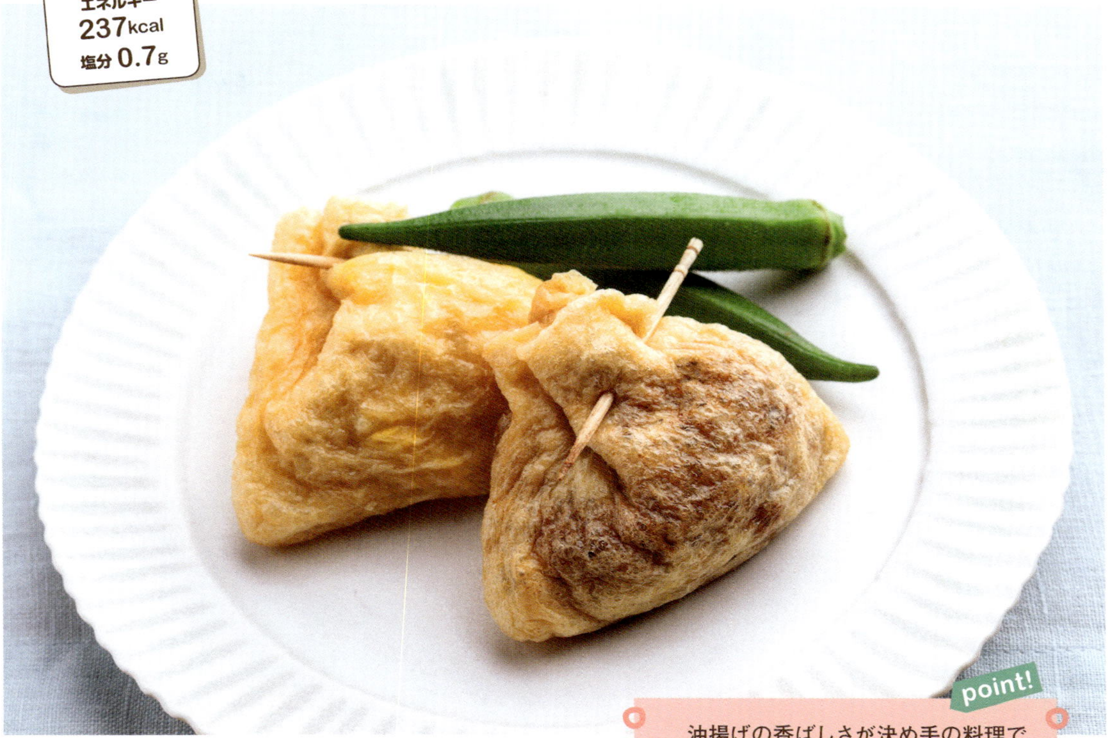

point!

油揚げの香ばしさが決め手の料理です。中の具に味がついているので、調味料は何もつけずにいただきます。

納豆と卵の信田焼き

油揚げに具を入れて煮たものを「信田煮」といいますが、こちらはこんがりと焼いた「信田焼き」。2種類の具で楽しみましょう。

材料（1人分）

納豆	1/2パック（25g）
ねぎ	10g
しょうゆ	小さじ2/3（4g）
ゆで卵	1/2個（30g）
マヨネーズ	小さじ1/2（2g）
油揚げ	1枚（30g）
オクラ	2本（20g）

作り方

1 油揚げは半分に切って開く。ねぎは小口切りにする。オクラはさっとゆでる。
2 納豆にねぎとしょうゆを加えて混ぜる。
3 ゆで卵はあらみじんに切り、マヨネーズであえる。
4 2と3をそれぞれ、1の油揚げにつめてようじで留める。
5 オーブントースターで、途中で返しながら8分ほど、こんがりと焼き色がつくまで焼く。
6 器に盛り、オクラを添える。

揚げ出し豆腐

**絹ごし豆腐で作るのが一般的ですが、
もめん豆腐を使うと
しっかりとした食感が楽しめます。**

材料（1人分）

もめん豆腐……$\frac{1}{3}$丁（100g）
かたくり粉……大さじ1強（10g）
揚げ油……適量
ししとうがらし……2本（10g）
めんつゆ（3倍濃縮）……小さじ$\frac{2}{3}$強（5g）

作り方

1 豆腐は水切りして3等分に切る。
2 ししとうは縦に切り目を入れる。
3 豆腐の表面にかたくり粉をまぶしつけ、170～180℃に熱した揚げ油で軽く色づくまで揚げる。ししとうは素揚げにする。
4 3の豆腐を器に盛ってめんつゆをかけ、ししとうを添える。

point!

もめん豆腐は絹ごし豆腐よりもやや水分が少なめですが、揚げる前には水切りを忘れずに。

1人分
エネルギー 186kcal
塩分 0.5g

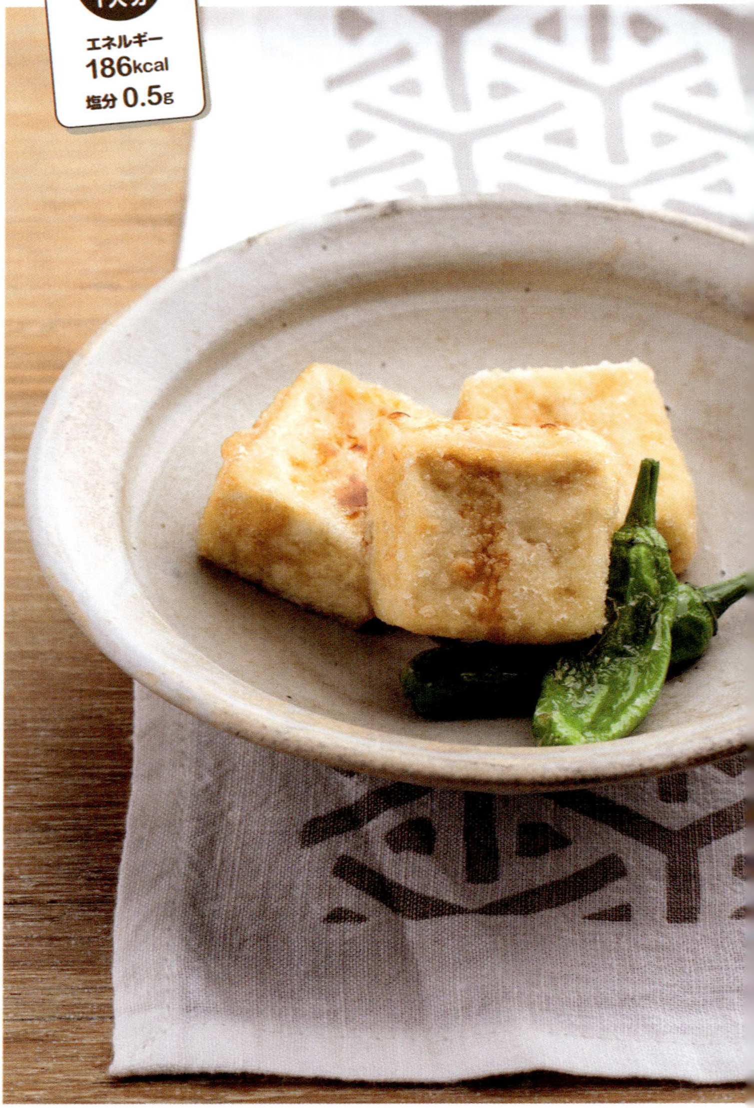

豆腐のグラタン

牛乳とみそは相性のよい組み合わせ。
まろやかでこくのあるやさしい味に仕上がります。

材料（1人分）

絹ごし豆腐……80g
ブロッコリー……50g
小麦粉……大さじ1強（10g）
無塩バター……小さじ2½（10g）
牛乳……½カップ弱（100g）
みそ……小さじ1強（7g）

作り方

1 豆腐は一口大に切り、ブロッコリーは小房に分けてゆでる。グラタン皿に並べる。
2 小麦粉をバターでいため、牛乳を加えてホワイトソースを作り、みそを加えてよく混ぜる。
3 1のグラタン皿に2のソースをかけ、トースターで12分焼き、こんがりと焼き目をつける。

point!

ホワイトソースにみそを加えることでこくがアップ。チーズなしでもグラタンらしい味わいになり、減塩できます。

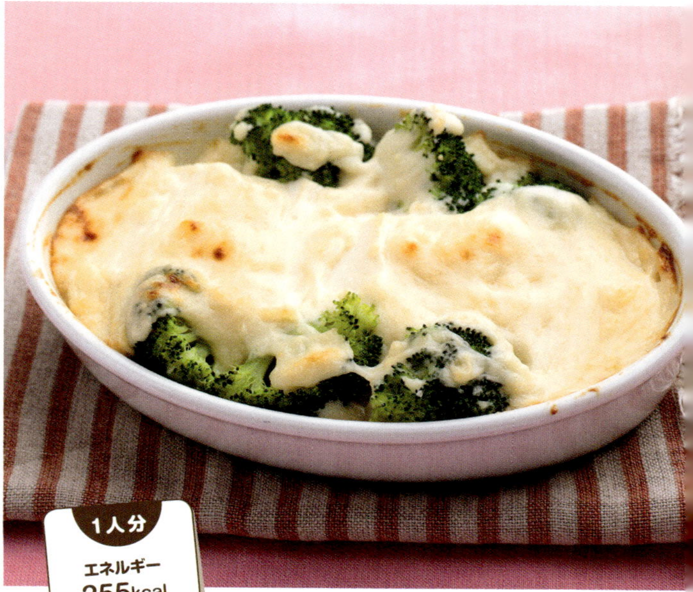

1人分
エネルギー 255kcal
塩分 1.0g

チーズ入り スクランブルエッグ

多めに入れたチーズが味つけ代わり。
チーズは卵液にまんべんなく混ぜ込みます。

材料（1人分）

┌ 卵……1½個（75g）
│ プロセスチーズ……20g
└ こしょう……少量
無塩バター……小さじ1¼（5g）
トマト……30g

作り方

1 チーズは7㎜角に切る。卵は割りほぐし、チーズとこしょうを加えて混ぜる。
2 フライパンにバターをとかして1を流し入れ、大きくかき混ぜて半熟状に火を通す。
3 器に盛り、トマトを添える。

point!

チーズの塩分があるので、バターは無塩のものを使いましょう。

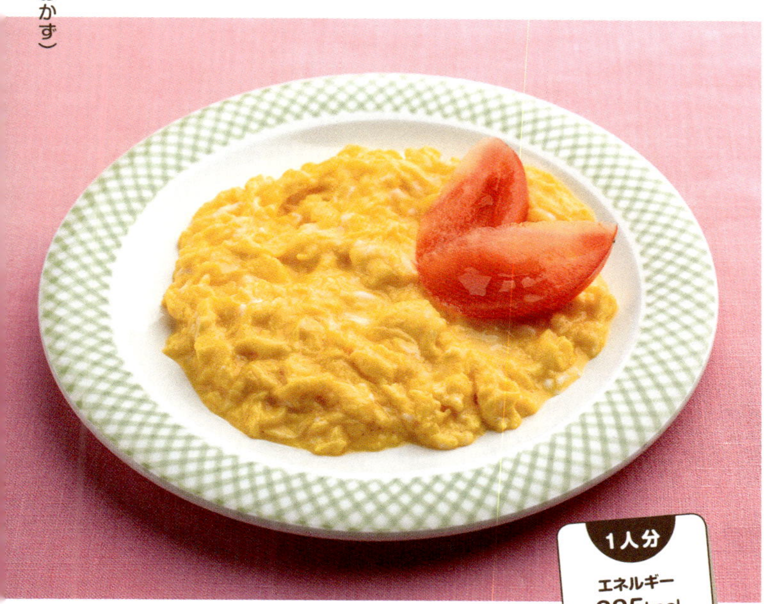

1人分
エネルギー 225kcal
塩分 0.9g

塩分 0.5g以下の副菜

ふだんのメニューに合わせやすく、うすい味つけでも食べやすい副菜を紹介します。
市販品など塩分が多い主菜のときは、塩分0gの副菜（92〜93ページ）を活用しましょう。

ここではおもに野菜を使った副菜を紹介していますが、卵やエビといったたんぱく質を含む食材を使ったものも何品かあります。主菜のボリュームが足りないときは、たんぱく質が入っている副菜を組み合わせるとバランスがとれます。油脂を使った料理も、ボリューム不足を補ってくれます。

反対に、主菜に充分なボリュームがあるときは、さっぱりした味つけのものや野菜料理がよいでしょう。

主菜と副菜は、相互の過不足を補うような組み合わせにすると、バラエティに富んだ食事になるとともに、栄養バランスもととのいやすくなります。

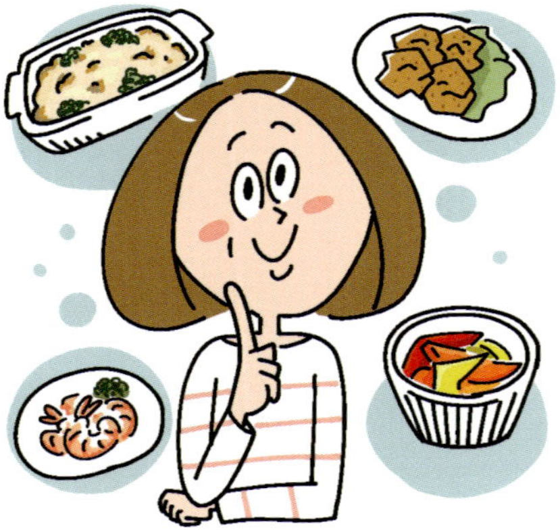

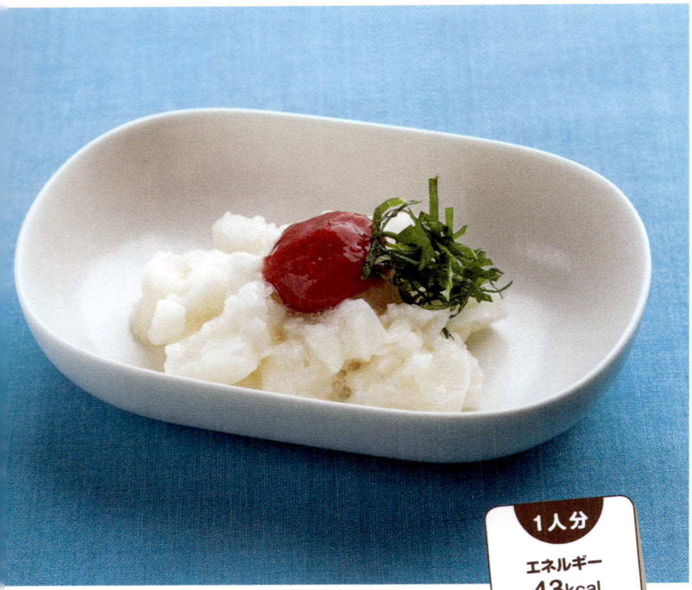

1人分
エネルギー 43kcal
塩分 0.4g

長芋の梅あえ

**長芋はたたいて味のなじみをよくします。
梅の酸味としその香りがさわやかです。**

材料（1人分）

長芋……50g
梅びしお……5g
かつおだし……小さじ½強（3mℓ）
青じそ……1枚（1g）

作り方

1 青じそはせん切りにして水にさらす。
2 長芋は大きめの拍子切りにして酢水につけ変色を止め、水分をふく。
3 2の長芋を包丁の背などで軽くたたき、器に入れる。
4 梅びしおをだしでのばして3にかけ、青じそをのせる。

トマトのいり卵

トマトの酸味とうま味、にんにくの風味をいかし、塩はごく少量にとどめます。

材料（1人分）

卵……………………………………1個（50g）
トマト………………………………1/4個（50g）
にんにくのみじん切り………小さじ1弱（3g）
油…………………………………小さじ1弱（3g）
塩……………………………ミニスプーン1/4（0.3g）

作り方

1 トマトは一口大に切り、種を除く。卵は割りほぐす。
2 フライパンににんにくを入れて火にかけ、うすく色づいたらトマトを入れていため、とり出す。
3 フライパンをふいて油を入れ、卵を流し入れる。少しかたまってきたら、トマトをもどし入れて塩をふり、ざっくりと混ぜて火を消す。

point!

トマトの種を除かないと、水っぽく味がうすくなります。種は除きましょう。

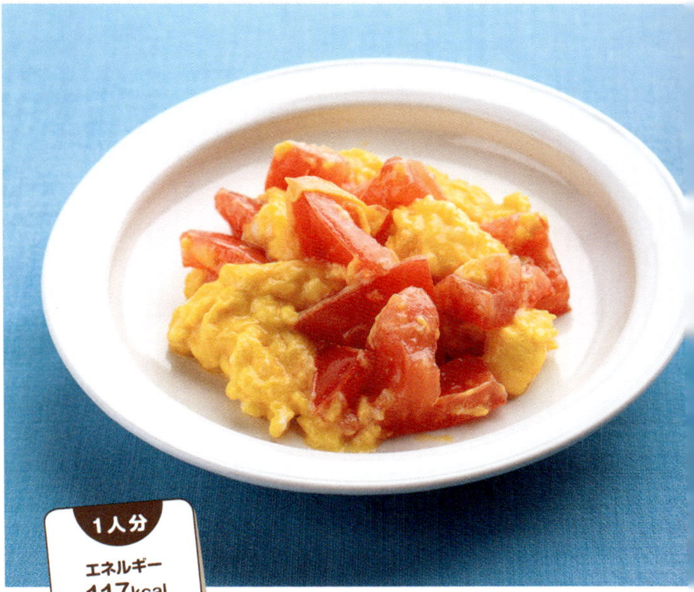

1人分
エネルギー 117kcal
塩分 0.5g

揚げなすのしょうが酢じょうゆ

しょうがの風味をきかせた酢じょうゆがなすにしっかりしみて、減塩でもおいしい！

材料（1人分）

なす……………………………………1本（70g）
揚げ油……………………………………適量
ⓐ しょうゆ…………………………小さじ1/2（3g）
ⓐ 酢…………………………………小さじ1/2強（3g）
ⓐ しょうがのすりおろし…………小さじ1弱（5g）

作り方

1 なすはへたを落として縦に細長く切り、水にさらしてアクを除く。
2 なすの水分をふきとり、170〜180℃に熱した油で揚げる。
3 ボールにⓐを合わせ、2のなすを熱いうちに入れて味をなじませる。さめたら冷蔵庫で冷やし、器に盛る。

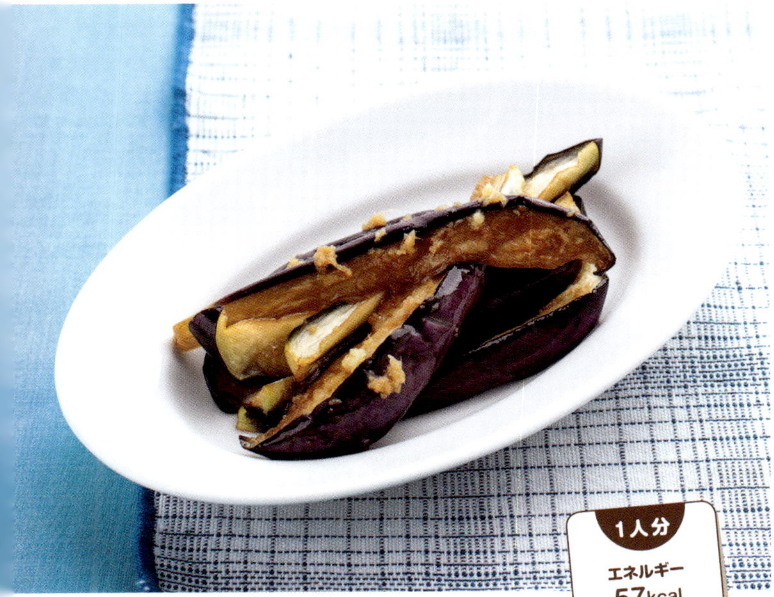

1人分
エネルギー 57kcal
塩分 0.4g

バンバンジー

市販のドレッシングを利用した手作りだれで減塩。ゆでた中華めんやそうめんなどにのせても。

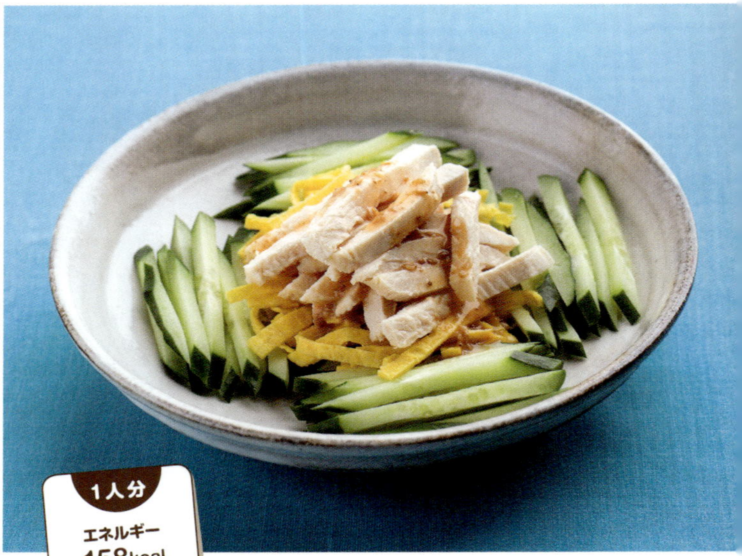

1人分
エネルギー 158kcal
塩分 0.4g

材料（1人分）

- 鶏むね肉（皮なし）……40g
- 酒……小さじ½強（3g）
- きゅうり……½本弱（40g）
- とき卵……⅓個分（20g）
- 砂糖……小さじ⅓
- 油……小さじ¼（1g）
- 中国風ごまクリーミーソース（103ページ）……15g

作り方

1 鶏肉は酒をふってしばらくおき、ゆでる。さまして細く切る。
2 きゅうりは細切りにする。
3 卵に砂糖を混ぜ、油を引いたフライパンで薄焼き卵を作り、細切りにする。
4 器にきゅうり、卵、鶏肉を盛り合わせ、ソースをかける。

ガーリックシュリンプ

エビそのものに塩分があるので塩は不使用。にんにくの香りをしっかりきかせます。

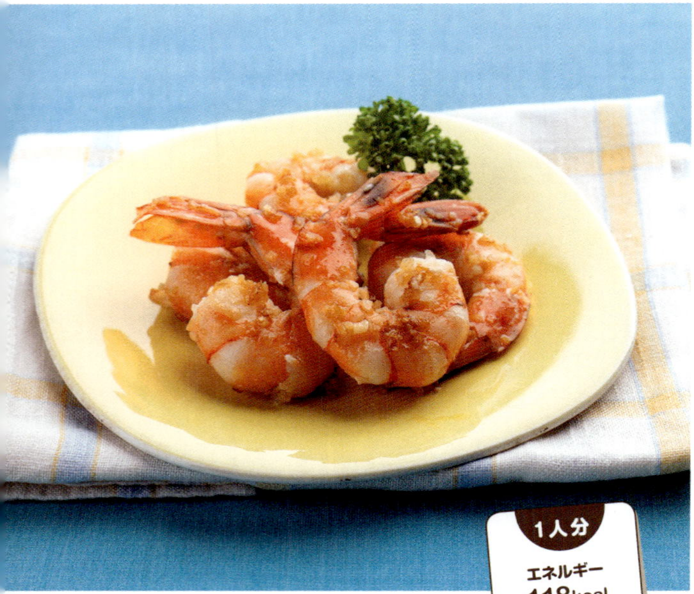

1人分
エネルギー 118kcal
塩分 0.3g

材料（1人分）

- エビ（ブラックタイガー）……5尾（75g）
- 酒……小さじ½強（3g）
- にんにくのみじん切り……小さじ1¼（5g）
- オリーブ油……小さじ1¼（5g）
- パセリ……1房（1g）

作り方

1 エビは尾を残して殻をむき、背わたを除いて洗う。水分をふきとり、酒をふりかけてしばらくおく。
2 オリーブ油ににんにくを加える。
3 エビの酒をふきとり、2に漬け込む。
4 フライパンに3を油ごとに入れて火にかけ、にんにくが軽く色づきエビに火が通るまで焼く。
5 器に盛り、パセリを添える。

鶏肉ときゅうりの中国風あえ物

パサパサしやすい鶏むね肉は、かたくり粉をまぶしてゆでて食べやすく。

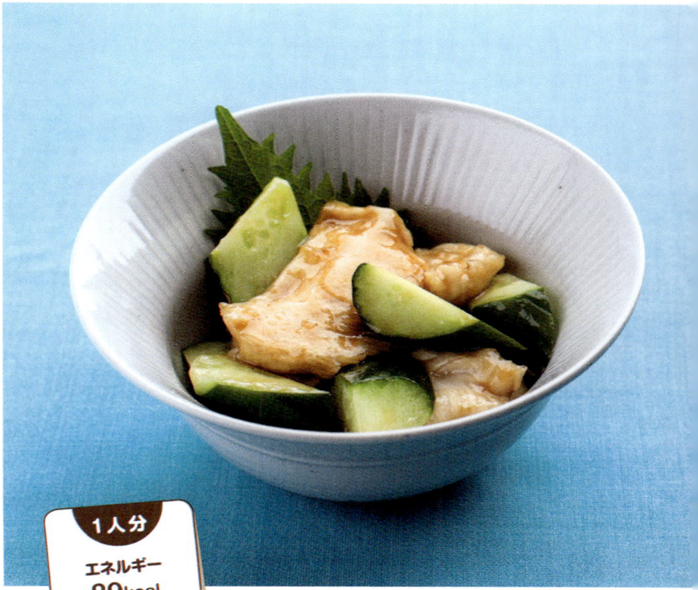

1人分
エネルギー 89kcal
塩分 0.5g

材料（1人分）

鶏むね肉（皮なし）	40g
酒	小さじ½強（3g）
かたくり粉	小さじ2弱（5g）
きゅうり	½本弱（40g）
ⓐしょうゆ	小さじ½（3g）
ⓐごま油	小さじ½（2g）
青じそ	1枚（1g）

作り方

1 鶏肉は薄いそぎ切りにし、全体に酒をふる。きゅうりは乱切りにする。
2 1の鶏肉にかたくり粉をまぶして熱湯でゆで、火が通ったら冷水にとって水分をふきとる。
3 きゅうりと鶏肉を合わせ、ⓐであえる。
4 青じそを敷いた器に盛る。

point!
きゅうりは、切る前にめん棒でたたくひと手間を加えると、味なじみがよくなります。

同じ食材でも、アレンジ次第でちがった料理に…

86ページの「バンバンジー」と87ページの「鶏肉ときゅうりの中国風あえ物」は、メインの食材が同じですが、切り方や味つけで変化をつけ、違った料理に仕上げています。

バンバンジーは、市販のドレッシングに手を加えた減塩だれで味つけし、錦糸卵の甘味も利用して塩分を控えています。材料をすべて細切りにしているので、全体の味がなじみやすくなっています。

鶏肉ときゅうりの中国風あえ物は、鶏肉にかたくり粉をまぶしてゆでることで、食感をよくするとともに味がつきやすくなるようにしてあります。ごろっと大きめの切り方で、食べごたえもあります。

減塩はもちろん大事ですが、料理のバリエーションも楽しみながら、無理なく減塩を長続きさせましょう。

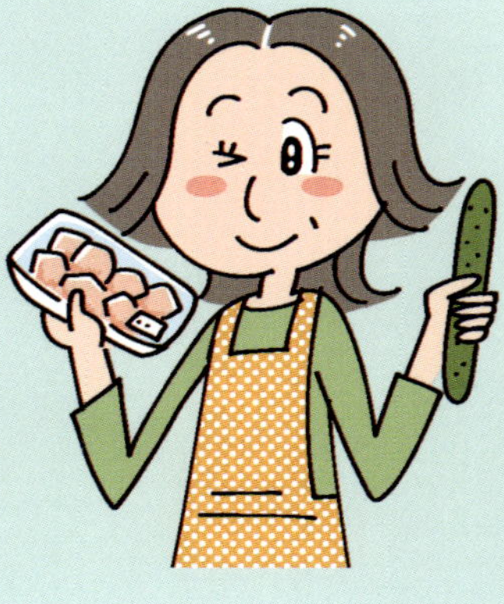

ごぼうのから揚げ

揚げたごぼうに砂糖じょうゆがしみ込んで、
ごはんのともに向くしっかり味の副菜です。

材料（1人分）

ごぼう……50g
かつおだし……適量
小麦粉……小さじ1
揚げ油……適量
ⓐ しょうゆ……小さじ1/2(3g)
ⓐ 砂糖……小さじ2/3
ⓐ 酒……小さじ1
いり白ごま……小さじ1/4

作り方

1 ⓐを合わせる。
2 ごぼうは皮をむいて5cm長さに切り、ひたひたのだしで煮る。
3 ごぼうがやわらかくなったら、縦に2mm厚さに切り、水分をふく。
4 小麦粉をつけ、160～170℃に熱した油でカリッと揚げる。
5 ごぼうが熱いうちに1を全体にかけ、ごまをふる。

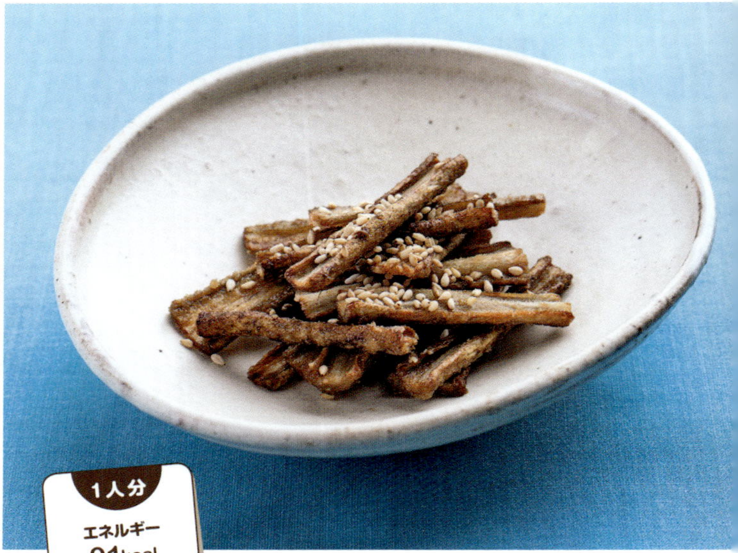

1人分
エネルギー
91kcal
塩分 0.5g

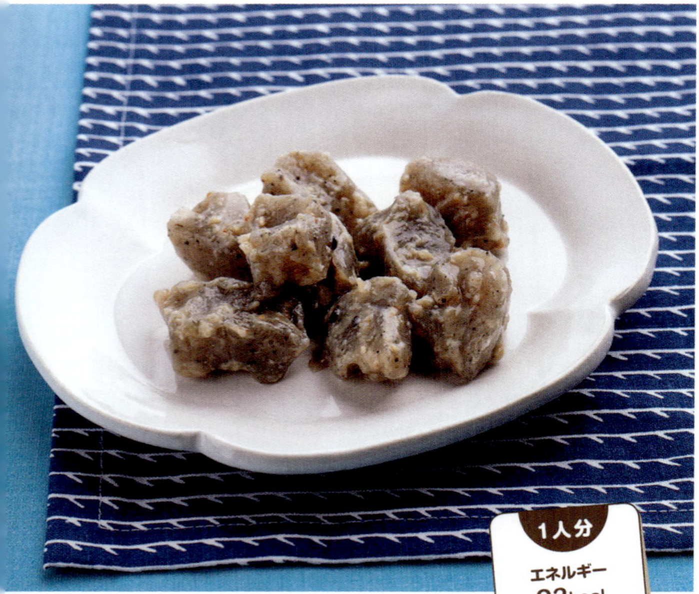

1人分
エネルギー
23kcal
塩分 0.5g

こんにゃくのピリ辛みそいため

手でちぎると味が入りやすくなります。
粉とうがらしの量は好みで加減しましょう。

材料（1人分）

生芋こんにゃく……60g
かつおだし……1/2カップ(100mℓ)
みそ……小さじ1/2(3g)
ごま油……小さじ1/4(1g)
粉とうがらし……少量

作り方

1 こんにゃくは手で食べやすい大きさにちぎり、さっとゆでてアクを除く。
2 なべにだしとこんにゃくを入れ、弱火で煮る。
3 水分がほぼなくなったら、みそ、ごま油、とうがらしを入れて、全体にからめる。

かぶのうすくず煮

**調味料は塩のみというシンプルなレシピ。
かぶの味をいかしたあっさりとしたおいしさです。**

材料（1人分）

- かぶ……1個（80g）
- 鶏ひき肉……15g
- かつおだし……1/2カップ（100mℓ）
- 塩……ミニスプーン1/3（0.4g）
- かたくり粉……小さじ1/3
- 水……ミニスプーン1

作り方

1 かぶは皮をむいてくし型に切る。
2 なべにだしと塩を入れて煮立て、鶏ひき肉を加え、火が通ったらかぶを加えて煮る。
3 かぶがやわらかく煮えたら、水どきかたくり粉でとろみをつけ、器に盛る。

point!
好みでわさびまたはおろししょうがを添えると、さらにおいしくなります。

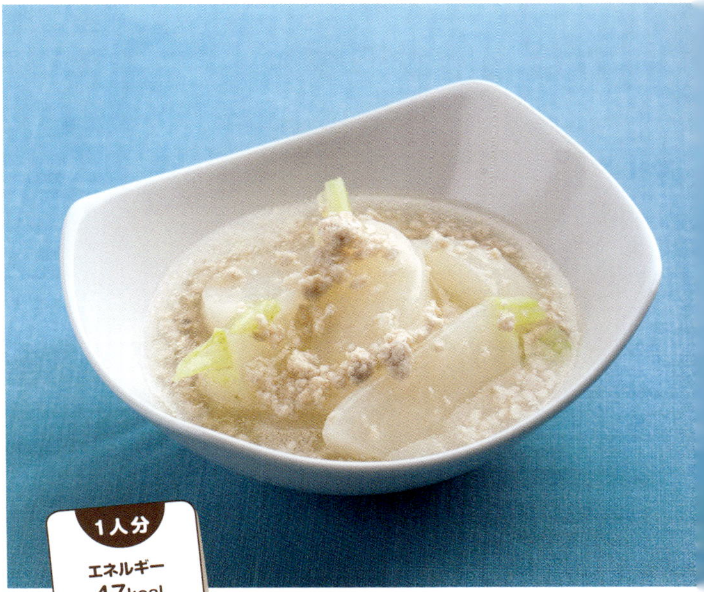

1人分
エネルギー 47kcal
塩分 0.5g

しいたけのツナ詰め焼き

**ツナ缶に多少の塩分があるので塩は使いません。
しいたけのうま味をいかした一品です。**

材料（1人分）

- しいたけ……2個（30g）
- ツナ油漬け缶詰め……30g
- ねぎのみじん切り……20g
- 酒……ミニスプーン1
- かたくり粉……小さじ2弱（5g）
- 油……小さじ1弱（3g）

作り方

1 しいたけは軸を除き、洗って水分をふきとる。
2 ツナにねぎ、酒、かたくり粉を加えてよく混ぜ合わせる。
3 しいたけの内側にかたくり粉（分量外）を薄くつけ、2を押しつけるように詰める。
4 フライパンに油を引き、ツナのほうを下して焼く。軽く焼き目がついたら裏返し、ふたをして火を通す。

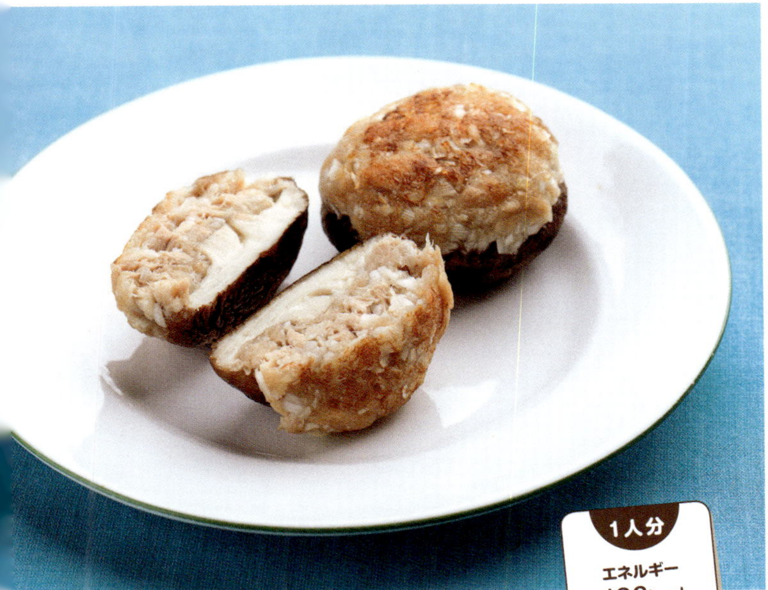

1人分
エネルギー 136kcal
塩分 0.3g

塩分 0.5g以下の副菜

かぼちゃサラダ

**ヨーグルトも入ってさっぱりした味わい。
レーズンの甘味がアクセントです。**

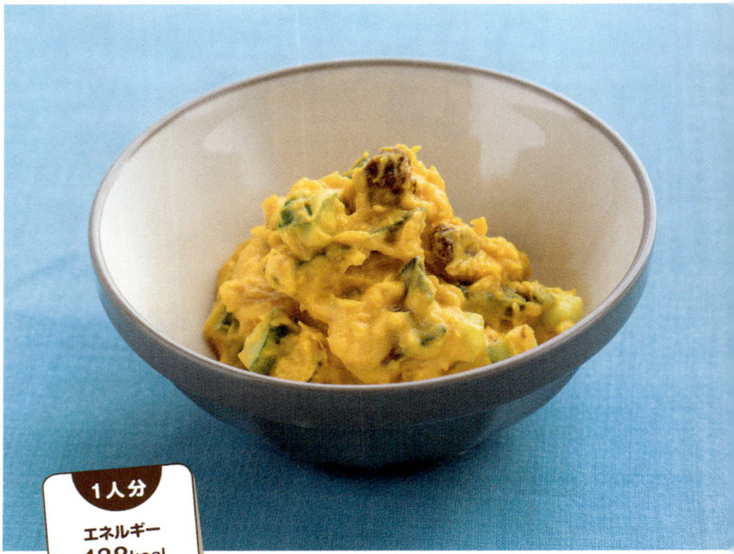

1人分
エネルギー
138kcal
塩分 0.2g

材料（1人分）

- かぼちゃ……60g
- 砂糖……小さじ1/3
- きゅうり……10g
- レーズン……大さじ1/2弱（5g）
- a マヨネーズ……小さじ2
- a プレーンヨーグルト……小さじ2
- a こしょう……少量

作り方

1 かぼちゃは一口大に切り、ゆでる。
2 きゅうりは7㎜角に切り、レーズンは湯に浸してもどす。
3 1のかぼちゃに砂糖を加え、粗くつぶしながら混ぜ合わせる。
4 2のレーズンときゅうりを加え、aであえる。

青梗菜のクリーム煮

**牛乳のこくと、かたくり粉のとろみがポイント。
満足感を得られる一品です。**

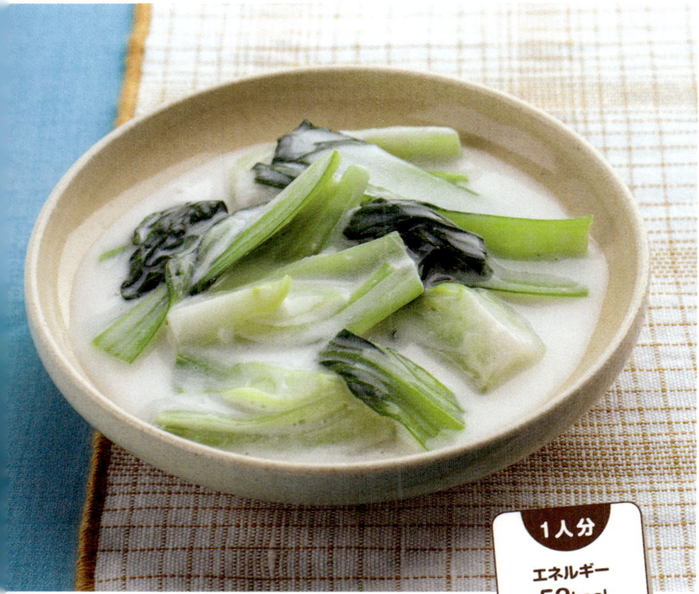

1人分
エネルギー
52kcal
塩分 0.5g

材料（1人分）

- 青梗菜《ちんげんさい》……1株（80g）
- a 牛乳……1/4カップ弱（50g）
- a 中華だし……大さじ2（30㎖）
- a 酒……小さじ1/2強（3g）
- a 塩……ミニスプーン1/4（0.3g）
- a こしょう……少量
- かたくり粉……小さじ2/3
- 水……ミニスプーン2

作り方

1 青梗菜は食べやすい大きさに切り、さっとゆでる。
2 なべにaを入れ、煮立ったら1の青梗菜を加えて煮る。
3 水どきかたくり粉でとろみをつける。

ポテトグラタン

**塩分の多いチーズを使わなくても、
しっかりとしたこくと香ばしさが味わえます。**

材料（1人分）

じゃが芋（メークイン）……100g

ⓐ
- 牛乳……½カップ弱（100g）
- 生クリーム（乳脂肪）……大さじ1⅓（20g）
- こしょう……少量
- 塩……ミニスプーン¼（0.3g）

作り方

1 じゃが芋は5㎜厚さに切り、電子レンジで2分30秒ほど加熱してやわらかくする。

2 なべにⓐを入れて煮立て、じゃが芋を加えてとろっとしてくるまで弱火で煮詰める。

3 グラタン皿に移してオーブントースターで焼き色がつくまで焼く。

point!

じゃが芋は、生の状態から煮ると火が通るまで時間がかかってしまうので、あらかじめレンジで加熱しておきます。

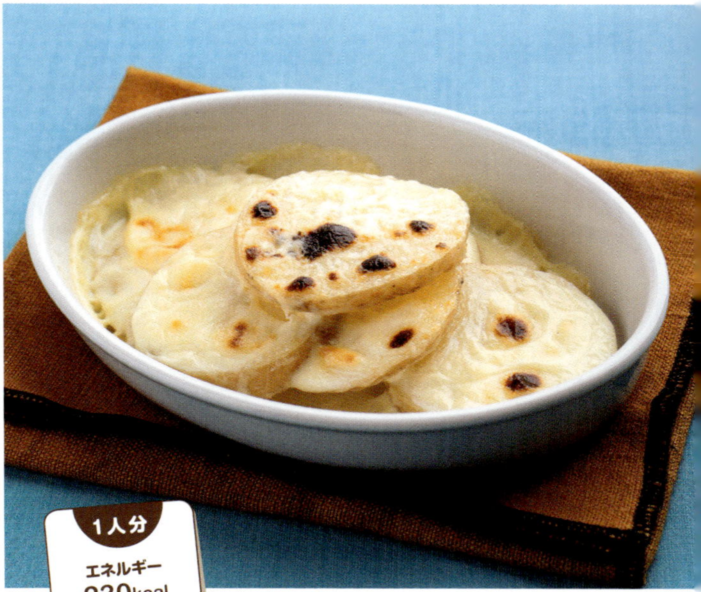

1人分
エネルギー 230kcal
塩分 0.4g

こくのある乳製品をじょうずに使って減塩！

90～91ページの料理には、どれも乳製品が使われています。乳製品は料理にこくやまろやかさを加えてくれるので、じょうずに利用することで、塩分を控えた料理でも満足感を得やすくなるのです。

ヨーグルトはほどよい酸味も特徴。90ページの「かぼちゃサラダ」では、マヨネーズと混ぜて使っています。この割合で混ぜ合わせたものを、ドレッシングとして生野菜サラダにかけてもOKです。マヨネーズ自体、調味料の中では塩分が少ないほうですが、ヨーグルトを混ぜるとさらに減塩できます。

牛乳や生クリームは、乳脂肪のこくとまろやかさで料理にボリューム感を与えてくれます。「ポテトグラタン」はチーズを使わず、一般的な作り方よりも大幅に塩分を控えています。

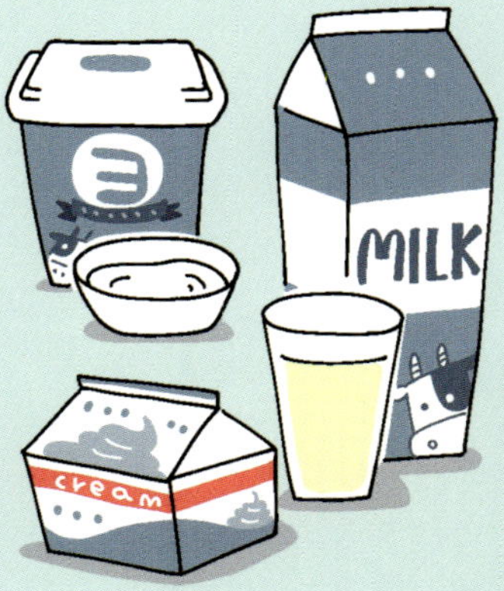

塩分0gの副菜

塩分を含まない調味料を使い、
食材そのもののうま味や食感をいかしました。

パプリカのマリネ

素材の味をいかしたシンプルなマリネ。
ワインビネガーとオリーブ油の香りが決め手です。

材料（1人分）

パプリカ（赤・黄）……………………各30g
ⓐ ワインビネガー……………大さじ½弱（7g）
ⓐ オリーブ油……………………小さじ1¼（5g）
ⓐ 砂糖……………………………………小さじ1

作り方

1 ⓐを合わせて煮立て、さます。
2 パプリカは食べやすい大きさに切り、ゆでる。
3 2のパプリカを1のマリネ液に漬け込む。

point!

パプリカはゆでたあと皮をむくと、マリネ液のしみ込みがよくなります。グリルで焼いて皮をむいてもよいでしょう。

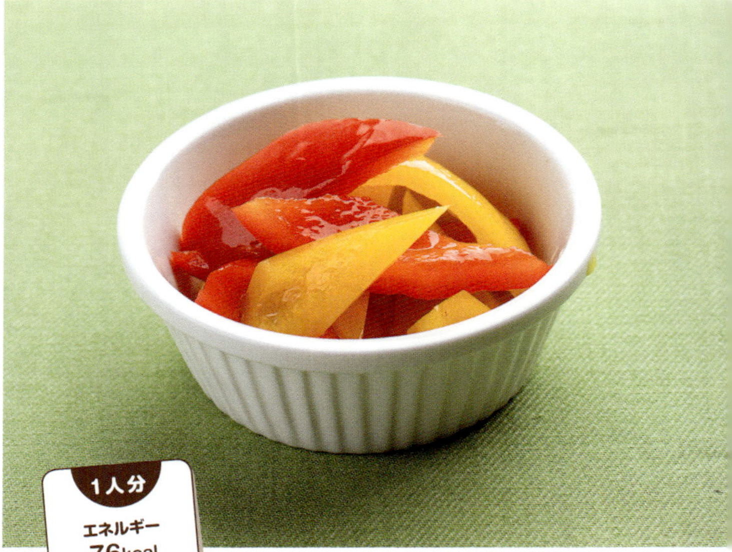

1人分
エネルギー
76kcal
塩分0g

たたきごぼう

ごぼうはたたいて味なじみをよくします。
すりごまがたっぷり入って香ばしい。

材料（1人分）

ごぼう………………………………………50g
すり白ごま……………………………小さじ2½
砂糖……………………………………小さじ⅔

作り方

1 ごぼうは皮をむいて4cm長さに切り、ゆでる。
2 1のごぼうをまな板にのせ、めん棒でたたいて軽くつぶし、食べやすい太さに割る。
3 すりごまに砂糖を混ぜ、ごぼうとあえる。

point!

ごぼうをゆでるときに酢を少し加えると、黒ずみにくくきれいに仕上がります。

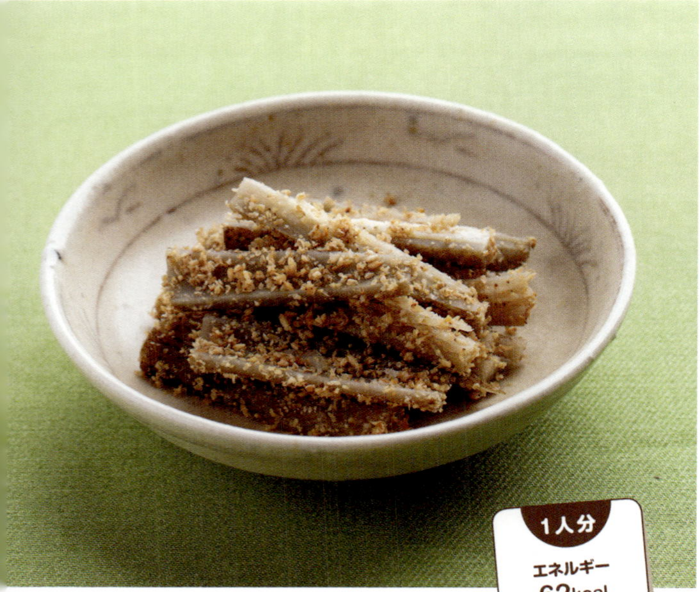

1人分
エネルギー
62kcal
塩分0g

野菜チップ

パリッとした野菜チップはおやつにも最適。
不足しがちな食物繊維も豊富です。

材料（1人分）

さつま芋……30g
ごぼう……20g
れんこん……20g
ⓐ カレー粉……小さじ1/2
ⓐ 小麦粉……小さじ2弱（5g）
揚げ油……適量

作り方

1 さつま芋、ごぼう、れんこんは薄切りにし、水にさらしてアクを除く。
2 1の水けをふきとり、ⓐを全体にまぶす。
3 140～150℃に熱した揚げ油で、2をカラリと揚げる。

point!
揚げ油の温度が高すぎるとすぐに焦げてしまうので気をつけましょう。

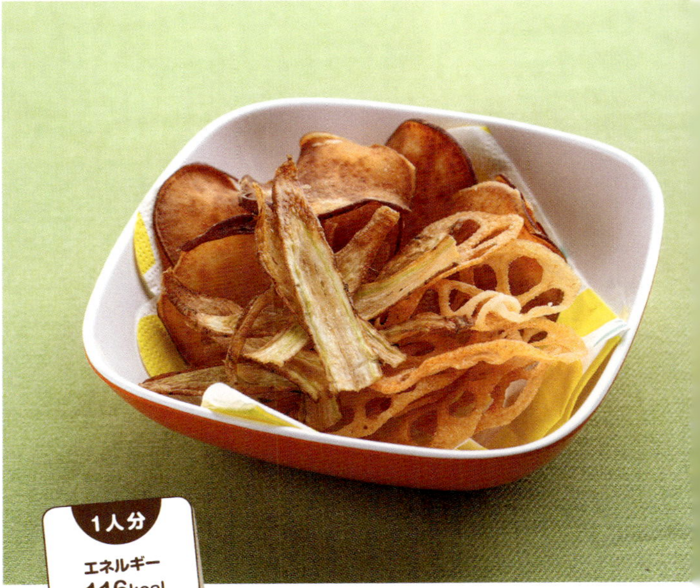

1人分
エネルギー 116kcal
塩分 0g

白いんげん豆とあんずのコンポート

やさしい甘味が箸休めにぴったりの一品。
多めに作っておくとよいでしょう。

材料（1人分）

白いんげん豆（乾）……20g
砂糖……大さじ1強（10g）
干しあんず……10g

作り方

1 白いんげん豆はさっと洗い、豆の4～5倍の水に一晩浸す。
2 なべに豆を浸し水ごと入れてやわらかくなるまで煮る。
3 砂糖とあんずを加えて静かに煮含める。

point!
ある程度は日持ちしますが、作りおきは1週間程度を目安に食べきりましょう。

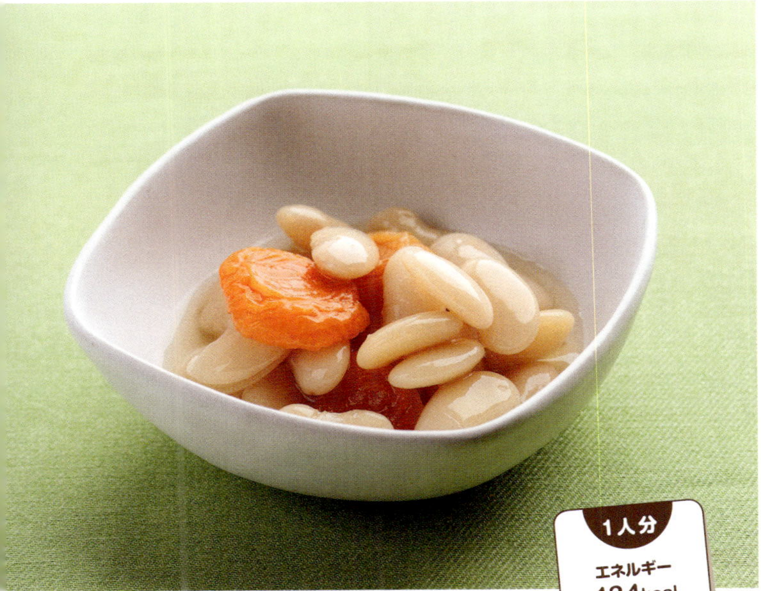

1人分
エネルギー 134kcal
塩分 0g

カリウム豊富な料理

カリウムにはナトリウムを排泄させる作用があり、
血圧が上がるのを防ぐ効果が期待できます。高血圧の人は積極的にとりたい栄養素です。

食塩のおもな成分は塩化ナトリウム。体内の過剰なナトリウムは、水分をためる性質があるため、血液の量を増やし、血圧を上げる方向に傾けます(22ページ参照)。そのナトリウムを排泄させる作用があるのがカリウムです。カリウムを積極的にとることで、食塩のとり過ぎによる高血圧を防ぐ効果が期待できます。

ただし、腎臓の機能が低下している場合は、逆にカリウムの摂取を控える必要があるので、注意が必要です。

カリウムは、芋類、野菜、くだものなどに広く含まれています。食後に適量のフルーツを食べて、カリウムをとるのもよいでしょう。肉や魚の料理にはどうしても味つけに塩分が必要となりますが、野菜や芋、豆などは、素材の味をうまくいかせば、塩分をあまり使わないですみます。カリウムの豊富な料理を、毎日の献立にぜひとり入れてみてください。

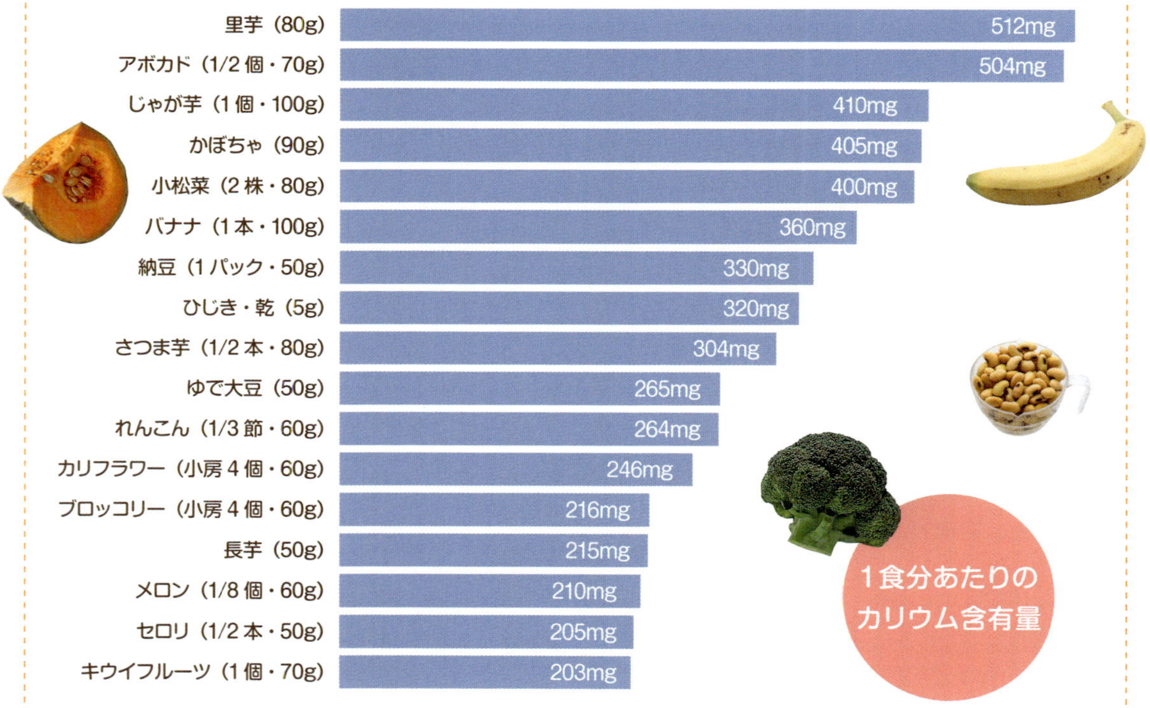

里芋（80g） 512mg
アボカド（1/2 個・70g） 504mg
じゃが芋（1 個・100g） 410mg
かぼちゃ（90g） 405mg
小松菜（2 株・80g） 400mg
バナナ（1 本・100g） 360mg
納豆（1 パック・50g） 330mg
ひじき・乾（5g） 320mg
さつま芋（1/2 本・80g） 304mg
ゆで大豆（50g） 265mg
れんこん（1/3 節・60g） 264mg
カリフラワー（小房 4 個・60g） 246mg
ブロッコリー（小房 4 個・60g） 216mg
長芋（50g） 215mg
メロン（1/8 個・60g） 210mg
セロリ（1/2 本・50g） 205mg
キウイフルーツ（1 個・70g） 203mg
1食分あたりの
カリウム含有量

にんじんしりしり

**顆粒だしに含まれる塩分を味つけに利用。
うま味もあって、しっかりおかずになる味です。**

材料（1人分）

にんじん……………………………………½本(70g)
卵…………………………………………½個(25g)
油…………………………………小さじ1弱(3g)
顆粒和風だし………………………小さじ⅓(1g)

作り方

1 にんじんは皮をむき、細いせん切りにする。卵は割りほぐす。
2 フライパンに油を引いてにんじんをいため、顆粒だしで味をつける。
3 卵を流し入れて全体を混ぜ合わせる。

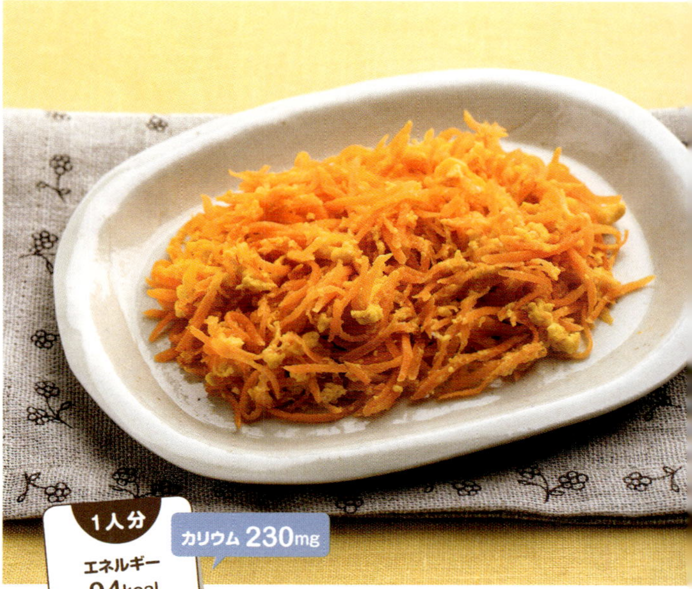

1人分
エネルギー 94kcal
塩分 0.6g
カリウム 230mg

point!
市販の顆粒だしに含まれる塩分は意外に多いので、水にといてだし汁として使う場合は、調味料を減らすなどして料理全体の塩分を調整しましょう。

小松菜の煮浸し

**小松菜は野菜の中でも特にカリウムが豊富。
うす味のだしで上品に仕上げましょう。**

材料（1人分）

小松菜……………………………………2株(80g)
油揚げ…………………………………小½枚(10g)
ⓐ かつおだし…………………………¼カップ(50mℓ)
ⓐ 砂糖…………………………………………小さじ⅔
ⓐ うすくちしょうゆ…………………小さじ½(3g)

作り方

1 小松菜はゆでて3cm長さに切り、油揚げは縦半分に切ったものを1cm幅に切る。
2 なべにⓐと油揚げを入れて1～2分煮る。
3 小松菜を入れて少し煮て火を消し、味をしみ込ませる。

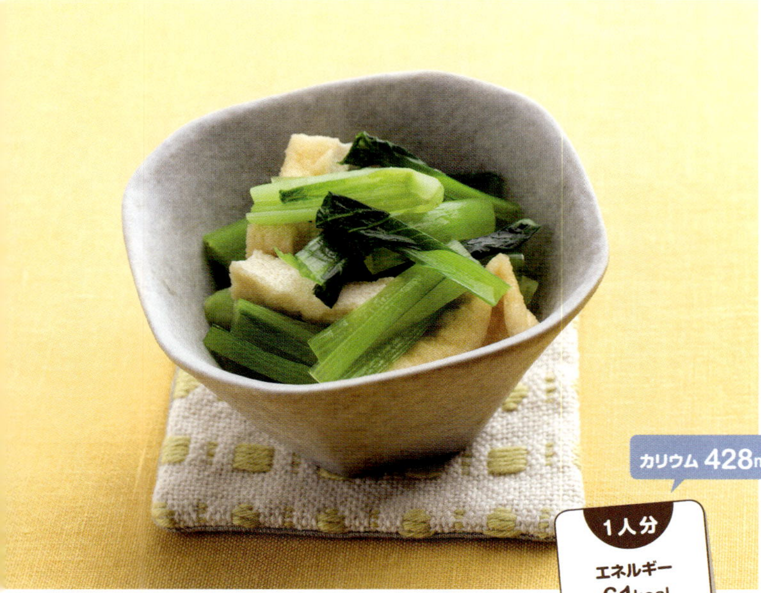

カリウム 428mg
1人分
エネルギー 61kcal
塩分 0.5g

point!
油揚げが煮汁を吸うので、減塩でも味をしっかりと感じやすい料理です。

カリウム 286mg

1人分
エネルギー
107kcal
塩分 0g

カリフラワーのカレーフリッター

**カレー粉は減塩の強い味方！
塩分ゼロなのに味つけにもの足りなさはなく、
食べごたえも充分です。**

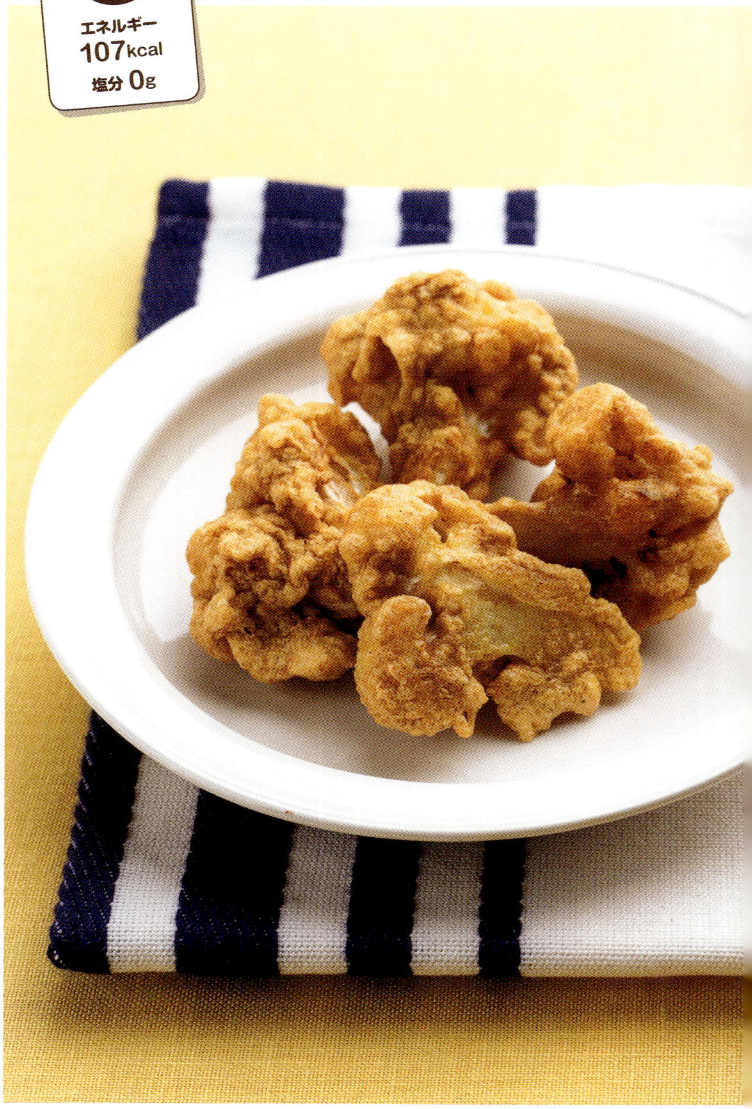

材料（1人分）

カリフラワー……60g
- 卵白……8g
- 小麦粉……大さじ1強（10g）
- カレー粉……小さじ1/2

揚げ油……適量

作り方

1 カリフラワーは食べやすい大きさに切り、軽くゆでる。
2 ボールに卵白を泡立て、小麦粉、カレー粉をさっくりと混ぜる。
3 カリフラワーを2にくぐらせ、170〜180℃に熱した揚げ油で揚げる。

point!

カレー粉以外に調味料は一切使用しませんが、揚げた衣の香ばしさやこくがあるので食べやすく仕上がります。カレー粉以外のスパイスやハーブで作ってみてもよいでしょう。

ひじきサラダ

煮つけにすると塩分が多くなりがちなひじきは
さっぱりとしたサラダで食べましょう。

材料（1人分）

- ひじき（乾）……1g
- スイートコーン……30g
- きゅうり……30g
- ツナ油漬け缶詰め……20g
- めんつゆ（3倍濃縮）……小さじ2/3強（5g）

作り方

1 ひじきは水につけてもどし、ゆでる。ざるにあげて充分に水けをきる。
2 きゅうりは7mm角に切る。
3 ボールにひじき、きゅうり、ホールコーンを入れ、めんつゆを加えて混ぜる。
4 ツナ缶をオイルごと混ぜ、器に盛る。

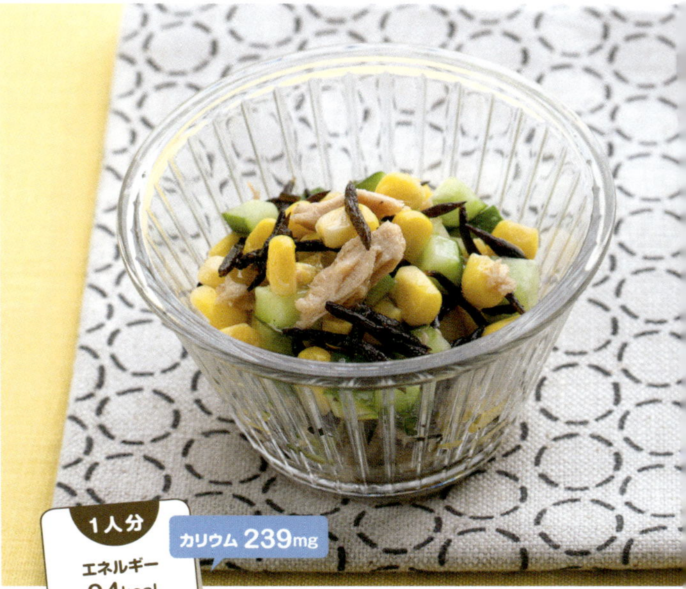

1人分
エネルギー 94kcal
塩分 0.7g
カリウム 239mg

point!
コーンをゆで大豆に代えてもよく合います。カリウム量も増えます。

セロリの甘酢かけ

あっという間に作れる手軽な副菜です。
こくのある黒酢を使うのがポイント。

材料（1人分）

- セロリ……50g
- ⓐ黒酢……小さじ1/2強（3g）
- ⓐ砂糖……小さじ1/3
- ⓐごま油……小さじ1/4（1g）

作り方

1 セロリは筋を除いて拍子木切りにし、さっとゆでる。
2 ⓐを混ぜ合わせて甘酢を作る。
3 セロリを器に重ねて盛り、2をかける。

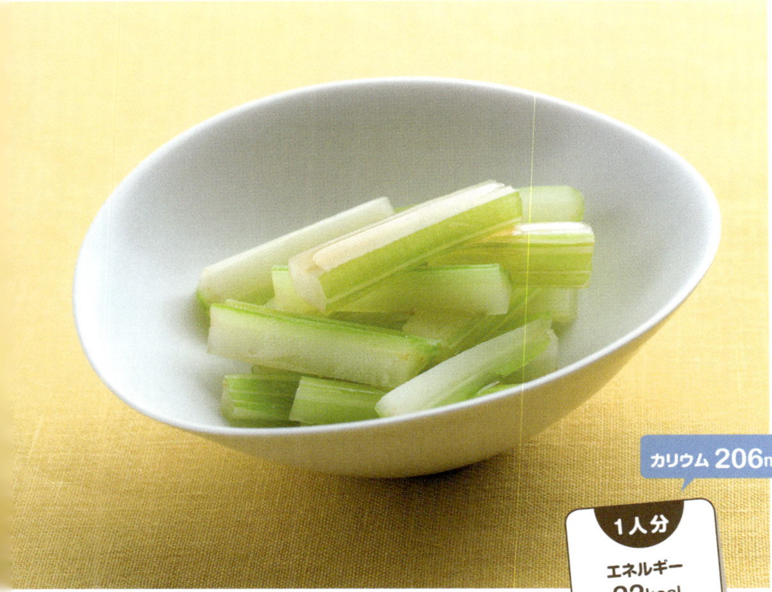

カリウム 206mg
1人分
エネルギー 22kcal
塩分 0.1g

point!
セロリは薄切りにすればゆでなくてもOKです。より簡単に作れます。

里芋の
焼きコロッケ

芋類はどれもカリウムが豊富です。
フライパンで焼くので、揚げるよりも手軽。
食べごたえのある一品です。

材料（1人分）

- 冷凍里芋……80g
  - 鶏ひき肉……30g
  - ねぎ……20g
  - 塩……ミニスプーン⅓強（0.5g）
  - こしょう……少量
- かたくり粉……小さじ2弱（5g）
- 油……小さじ1弱（3g）
- ししとうがらし……2本（10g）
- ⓐ かぼすの搾り汁……小さじ½強（3g）
- ⓐ しょうゆ……小さじ½（3g）

作り方

1 ねぎは小口切りにする。
2 フライパンでひき肉とねぎをいため、塩とこしょうで調味する。
3 冷凍里芋はやわらかくゆで、水けをきってボールに入れる。つぶしてよく練り、2を加えてよく混ぜる。
4 手に油（分量外）を塗って3を小さめの小判型に成形し、かたくり粉を全体にまぶす。
5 フライパンに油を引いて4を並べ、焦げ目がつくまで両面を焼く。ししとうもいっしょに焼く。
6 器に盛り、混ぜ合わせたⓐを添える。

カリウム 441mg

1人分
エネルギー 163kcal
塩分 1.0g

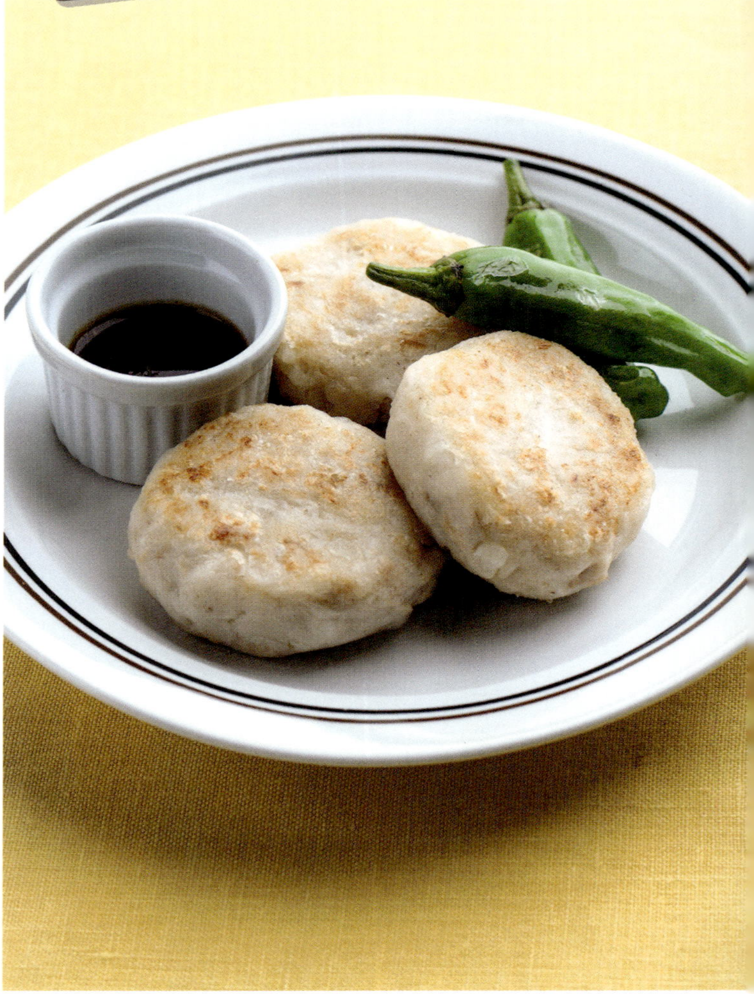

point!

このレシピでは調理が簡単で季節を問わず手に入る冷凍里芋を使っていますが、生の里芋をゆでて使うと、カリウム量が200mgほどアップします。

アスパラガスとしめじの焼き浸し

かぼすのフレッシュな香りと酸味がおいしい。
網で焼いた香ばしさもポイント。

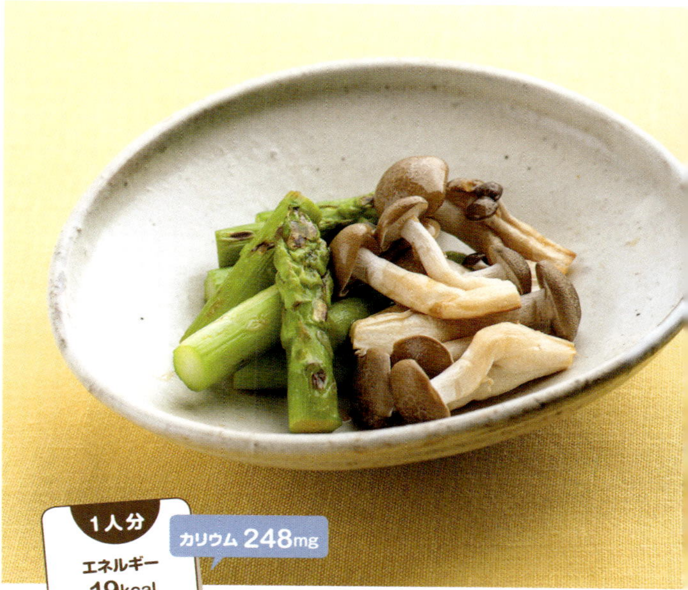

1人分
エネルギー 19kcal
塩分 0.6g
カリウム 248mg

材料（1人分）

グリーンアスパラガス……3本（50g）
しめじ……1/3パック（30g）
ⓐ かぼすの搾り汁……小さじ1（5g）
ⓐ しょうゆ……小さじ2/3（4g）

作り方

1 アスパラガスははかまをとり、食べやすい長さに切る。
2 しめじは大きいものを選び、石づきを落として小さめの小房に分ける。
3 焼き網を熱し、アスパラガスとしめじを焦げ目がつくまで焼く。
4 熱いままの3を混ぜ合わせたⓐに浸してさます。

ビーンズサラダ

野菜はセロリやアボカドなども合います。
好みでヨーグルトをプラスしても。

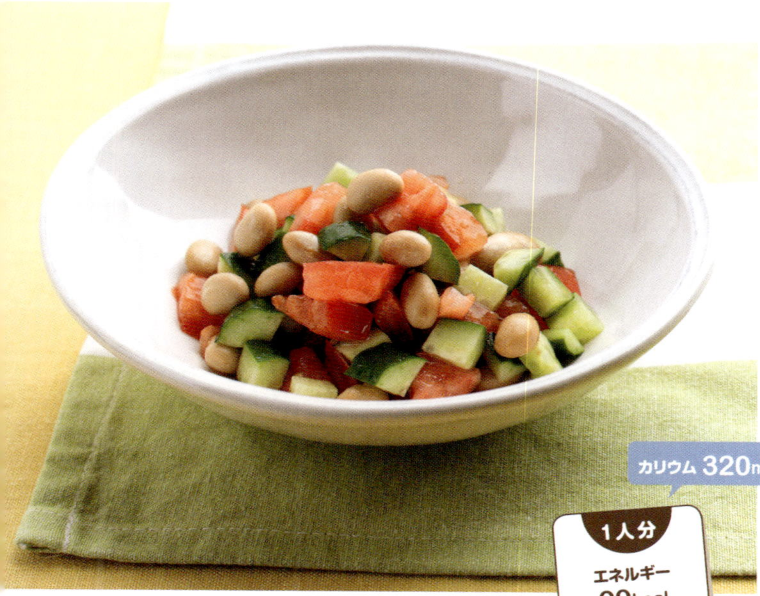

カリウム 320mg
1人分
エネルギー 99kcal
塩分 0.5g

材料（1人分）

ゆで大豆……20g
きゅうり……1/2本（50g）
トマト……1/4個（50g）
ⓐ 塩……ミニスプーン1/3強（0.5g）
ⓐ ワインビネガー……小さじ1/2強（3g）
ⓐ オリーブ油……小さじ1 1/4（5g）

作り方

1 ゆで大豆はざるにあげて水けをきる。
2 トマトときゅうりは5mm角に切る。
3 1と2をボールに合わせ、ⓐであえる。

point!
缶詰めなどの大豆水煮を使う場合は、食塩無添加のものを選びましょう。

手作りで減塩！

ドレッシング＆たれ

ねぎ、みょうが、にんにくといった香味野菜や酢、梅などの酸味をうまく使えば、
塩分の少ない料理もおいしく食べることができます。
手作りのドレッシングやたれも、じょうずに活用しましょう。
いろいろな料理に合うので、少し多めに作っておくと便利です。
味つけのバリエーションも広がります。

鶏のから揚げ＋ねぎソース

鶏肉に下味をつけなくても、揚げた油のこくとねぎソースの風味で大満足の味わい。

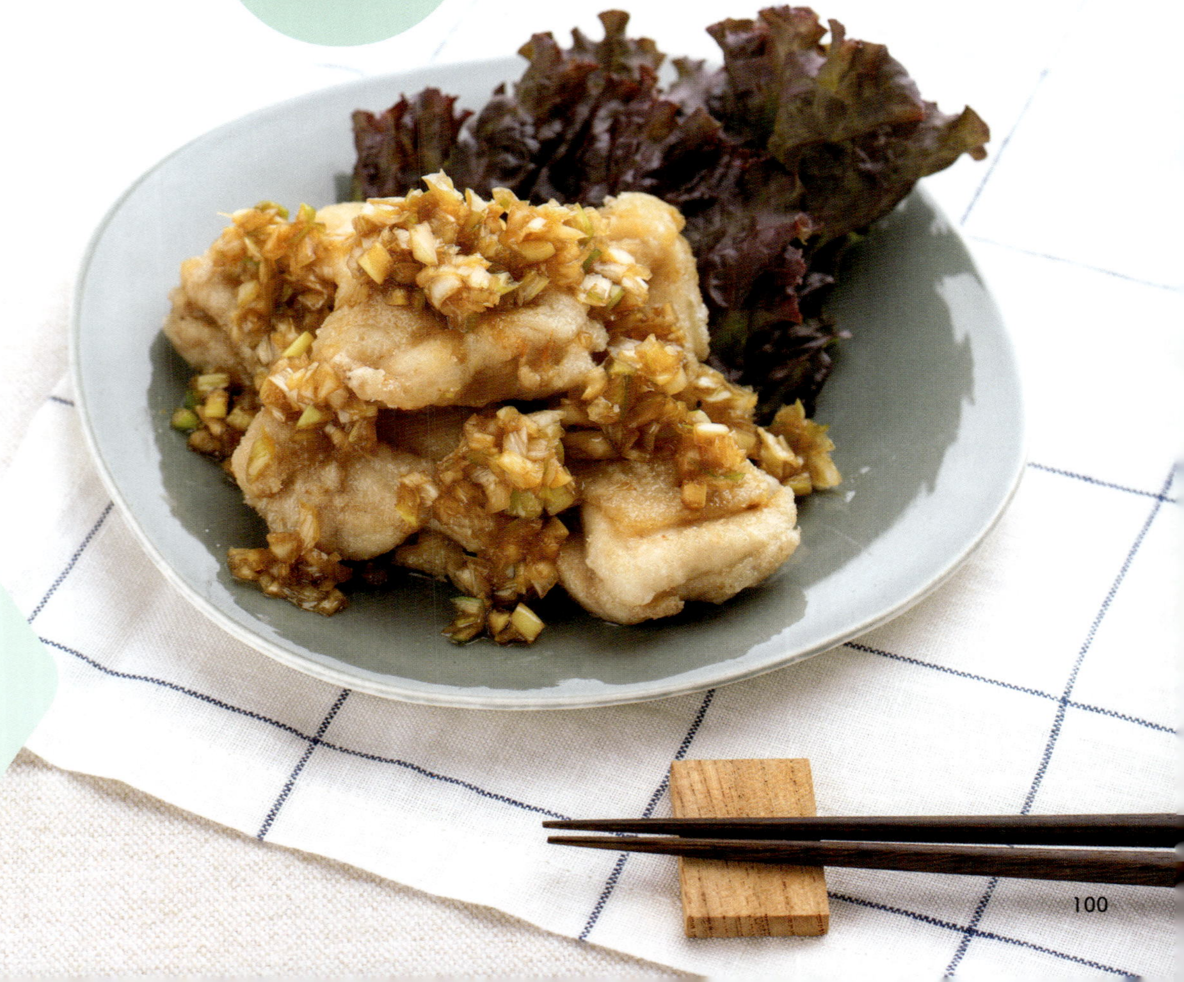

ねぎソース

1人分（½量）
エネルギー 22kcal
塩分 0.7g

ねぎの辛味と風味がおいしい万能ソース。
好みでおろしにんにくやおろししょうがを加えても。

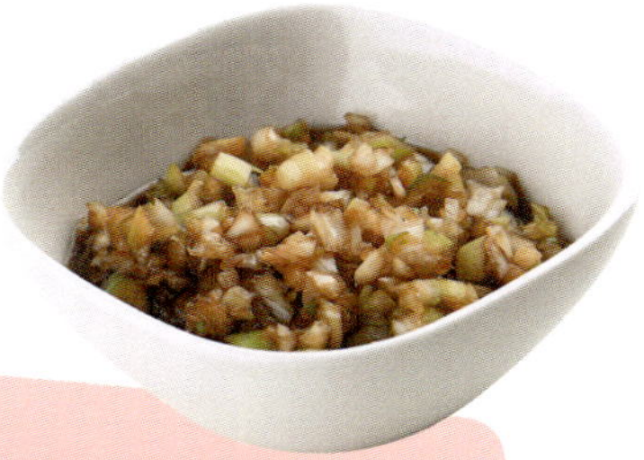

ねぎソースが合う料理
蒸し鶏、蒸しなす、焼き魚、冷ややっこ　など

材料（作りやすい量、2人分）

ねぎ……30g
ごま油……小さじ1弱（3g）
しょうゆ…大さじ1½強（10g）

作り方

1 ねぎはあらみじん切りにする。
2 小さめの器にしょうゆとごま油を混ぜ合わせる。
3 1のねぎを加えて混ぜ、全体をよくなじませる。

酢みそマヨネーズ

1人分（⅕量）
エネルギー 46kcal
塩分 0.6g

マヨネーズで酢みそがまろやかになります。
甘味がしっかりあって、濃厚な味わいのソースです。

材料（作りやすい量、4～5人分）

甘みそ……50g
砂糖……大さじ1強（10g）
米酢……大さじ1⅓（20g）
マヨネーズ……小さじ2

作り方

1 甘みそ、砂糖、酢を混ぜ合わせて酢みそを作る。
2 1の酢みそにマヨネーズを加えてよく混ぜる。

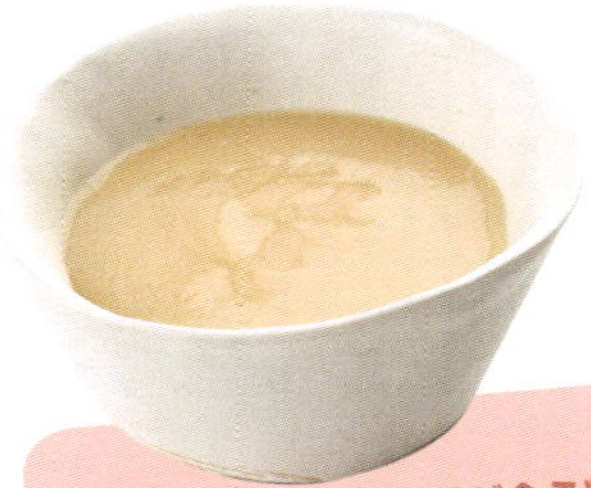

酢みそマヨネーズが合う料理
ゆで野菜、焼き野菜、焼き魚（白身魚）、ゆで豚　など

手作りだれで食べる　鶏のから揚げ

1人分
エネルギー 271kcal
塩分 0.9g

材料（1人分）

鶏もも肉……80g
酒……適量
かたくり粉……小さじ2強（7g）
揚げ油……適量
サニーレタス……10g
ねぎソース……20g

作り方

1 鶏肉は食べやすい大きさに切り、酒を全体にふってしばらくおき、かたくり粉をまんべんなくまぶす。
2 揚げ油を160～170℃に熱し、1の鶏肉をカラリと揚げる。
3 サニーレタスを敷いた器に盛りつけ、食べる直前にねぎソースをかける。

焼き野菜
＋
ガーリック ドレッシング

野菜をたっぷり
食べようとすると、
塩分も多くなってしまいがち。
手作りのドレッシングで
おいしく減塩しましょう。
ドレッシングは
「かける」のではなく
「つける」ことで
量を控えられます。

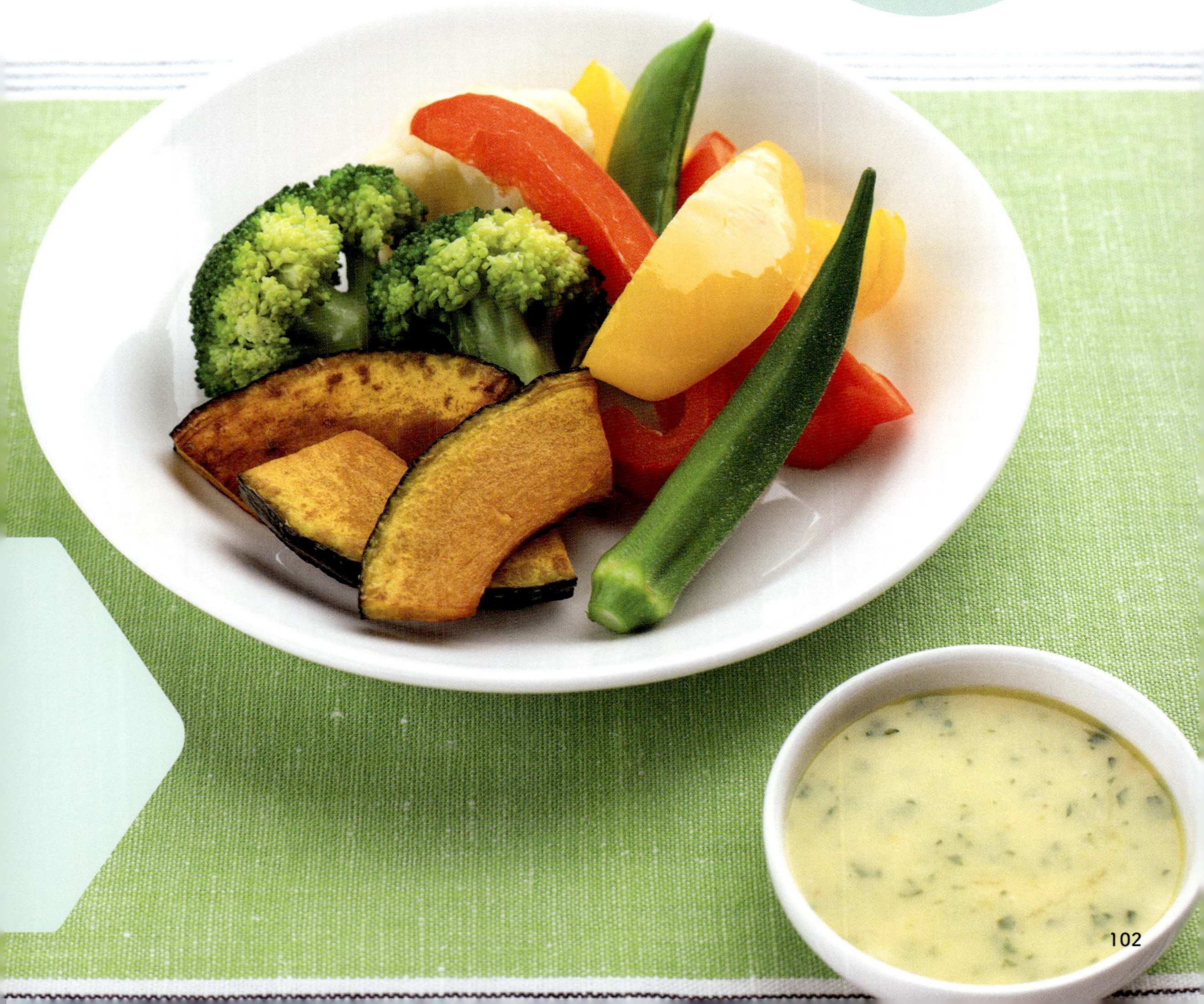

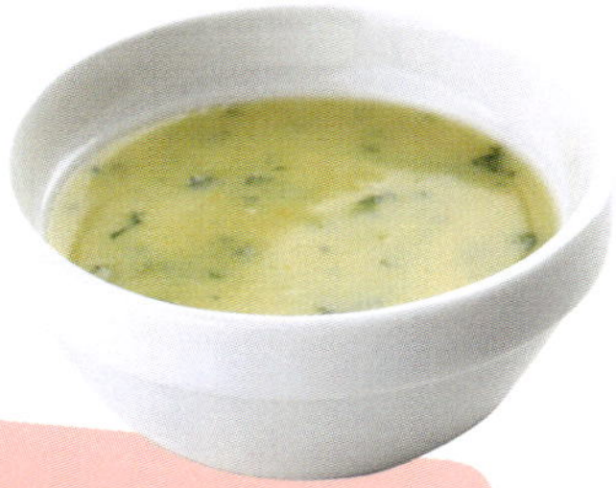

ガーリックドレッシング

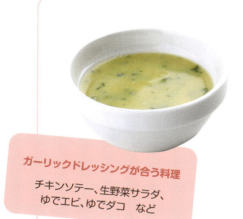

1人分（⅓量）
エネルギー 126kcal
塩分 0.5g

マヨネーズとドレッシングの中間くらいのゆるさです。
にんにくの風味が食欲をそそります。

材料（作りやすい量、2～3人分）

- マヨネーズ……大さじ1
- マスタード……小さじ1
- 油……大さじ2½（30g）
- にんにくのすりおろし……小さじ1弱（5g）
- パセリのみじん切り……小さじ1
- 塩……ミニスプーン1弱（1g）
- こしょう……少量

作り方

1 ボールにマヨネーズとマスタードを入れ、泡立て器でよく混ぜ合わせる。
2 油を少量ずつ加え、混ぜ合わせる。
3 にんにく、パセリ、塩、こしょうを加えて混ぜる。

ガーリックドレッシングが合う料理

チキンソテー、生野菜サラダ、
ゆでエビ、ゆでダコ　など

中国風ごまクリーミーソース

1人分
エネルギー 90kcal
塩分 0.4g

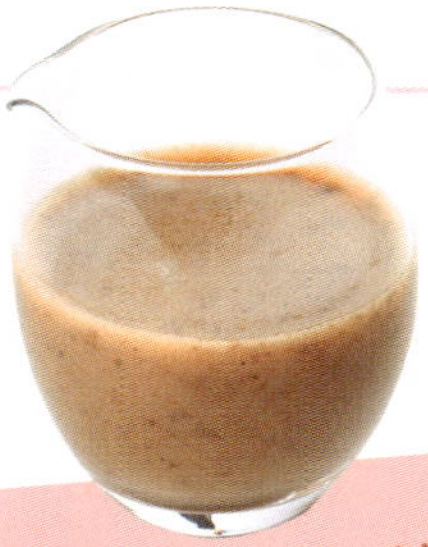

市販のドレッシングをアレンジして塩分ダウン！
甘味とこくの中にピリッとした辛味がアクセントです。

材料（1人分）

- ごまクリーミードレッシング（市販品）……15g
- 砂糖……小さじ⅔
- ラー油……小さじ¼（1g）
- 酒……小さじ½強（3g）

作り方

ボールにドレッシングを入れ、砂糖、ラー油、酒を加えてよく混ぜる。

中国風ごまクリーミーソースが合う料理

豚しゃぶ、豆腐サラダ、
バンバンジー　など

手作りドレッシングで食べる　焼き野菜

1人分
エネルギー 194kcal
塩分 0.6g

材料（1人分）

- かぼちゃ……30g
- カリフラワー・ブロッコリー……各20g
- パプリカ（赤・黄）……各20g
- スナップえんどう……1個（5g）
- オクラ……1本（10g）
- ガーリックドレッシング……20g

作り方

1 かぼちゃは薄切りにする。カリフラワーとブロッコリーは小房に分け、パプリカは食べやすく切る。オクラはがくを除き、スナップえんどうは筋をとる。
2 かぼちゃ以外の野菜をややかためにゆでる。
3 グリルか厚手のフライパンにすべての野菜を並べ、軽く焦げ目がつくまで焼く（フライパンの場合はふたをする）。
4 器に盛り合わせ、ドレッシングをつけながら食べる。

焼きアジ
＋
みょうがみそ

塩をふって焼いた魚に
しょうゆをかけて食べたら、
明らかに塩分量オーバー。
塩をふらずに素焼きにして、
風味のある手作りだれを
添えれば、
大幅に減塩できます。

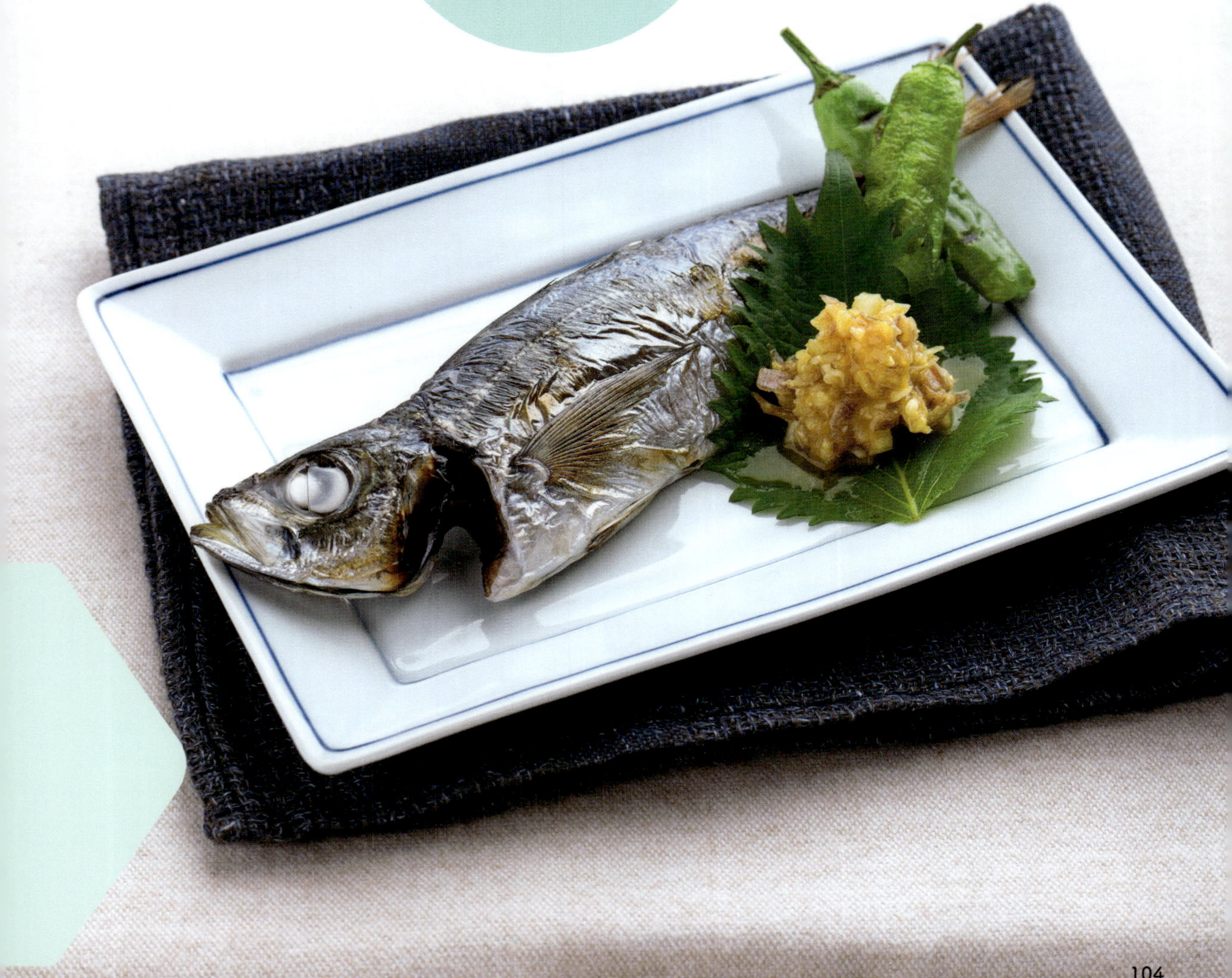

1人分（1/5量）
エネルギー 23kcal
塩分 0.4g

みょうがみそ

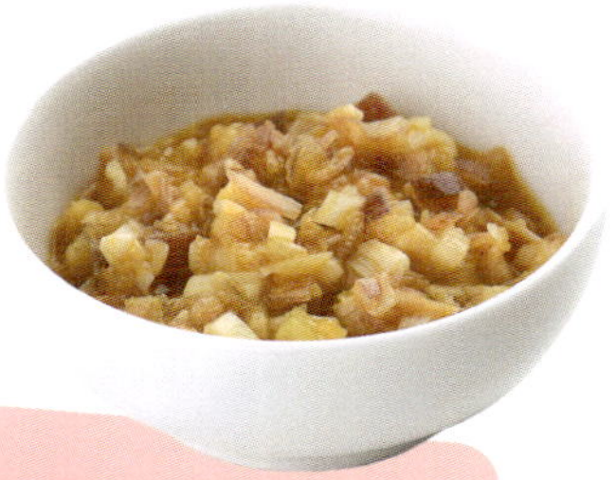

みょうがをたっぷり使った「食べる」たれ。
生の卵黄が入っているので、早めに食べきりましょう。

材料（作りやすい量、4～5人分）

みょうが……………3本（60g）
- みそ………小さじ2½（15g）
- 卵黄…………1個分（20g）
- 酒…………小さじ½強（3g）

作り方

1 みょうがは縦半分に切り、小口切りにして水にさらして水けをきる。
2 みそに卵黄と酒を入れてよく混ぜる。
3 食べる直前に1のみょうがを加えて混ぜ合わせる。

みょうがみそが合う料理

冷ややっこ、刺し身、
焼き厚揚げ、蒸し鶏　など

1人分（1/2量）
エネルギー 81kcal
塩分 0.4g

梅ドレッシング

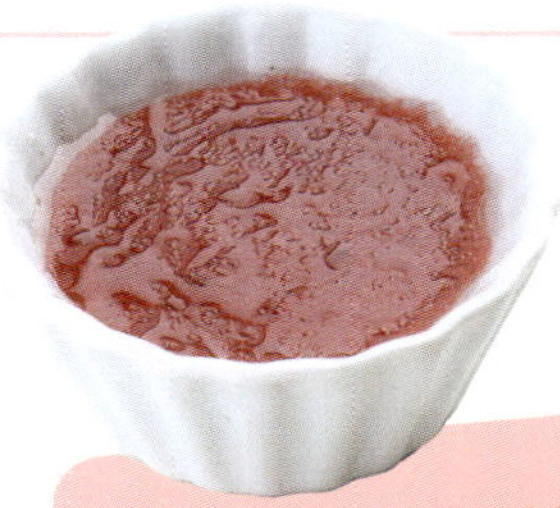

梅びしおの塩分を利用したドレッシングです。
肉、魚、野菜と、何に合わせてもOK！

材料（作りやすい量、2人分）

梅びしお※…………………10g
米酢……………………小さじ2
油……………大さじ1¼（15g）

※くわしくは39ページ「白菜の梅あえ」のpoint!を参照。

作り方

1 ボールに梅びしおと酢を入れてよく混ぜ合わせる。
2 油を少しずつ加えて混ぜ合わせる。

梅ドレッシングが合う料理

ゆで豚、大根サラダ、
オニオンスライス、刺し身　など

1人分
エネルギー 98kcal
塩分 0.6g

手作りだれで食べる　焼きアジ

材料（1人分）

アジ………………………………小1尾（60g）
ししとうがらし…………………………2本（10g）
青じそ…………………………………1枚（2g）
みょうがみそ……………………………20g

作り方

1 アジはわたがあれば除き、うろこのかたい部分を包丁でそぎとる。ししとうがらしは切り目を入れる。
2 アジとししとうがらしをグリルで焼き目がつくまで素焼きにして、器に盛り合わせる。
3 器の端に青じそを敷き、みょうがみそをのせる。

塩分控えめの一日献立　組み合わせ例

献立①

夕食	昼食	朝食
主食　ごはん 160g	主食　フランスパン 60g	主食　胚芽米ごはん 160g
主菜　タラのトマトソース煮 ➡ p.75	主菜　ハニーマスタードチキン ➡ p.70	主菜　鶏肉とねぎのあっさりいため ➡ p.71
副菜　ポテトグラタン ➡ p.91	副菜　ビーンズサラダ ➡ p.99	副菜　こんにゃくのピリ辛みそいため ➡ p.88
副菜　野菜チップ ➡ p.93		
エネルギー775kcal　塩分1.3g	エネルギー591kcal　塩分2.5g	エネルギー400kcal　塩分1.4g

一日合計　**エネルギー1,766kcal　塩分5.2g**

献立②

夕食	昼食	朝食
主食　ごはん 160g	主食　胚芽米ごはん 160g	主食　ぶどうパン 60g
主菜　れんこん入りハンバーグおろしソース ➡ p.69	主菜　サバのカレームニエル ➡ p.73	主菜　チーズ入りスクランブルエッグ ➡ p.83
副菜　揚げなすのしょうが酢じょうゆ ➡ p.85	副菜　アスパラガスとしめじの焼き浸し ➡ p.99	副菜　パプリカのマリネ ➡ p.92
副菜　白いんげん豆とあんずのコンポート ➡ p.93		
エネルギー792kcal　塩分1.4g	エネルギー578kcal　塩分1.6g	エネルギー462kcal　塩分1.5g

一日合計　**エネルギー1,832kcal　塩分4.5g**

献立③

夕食	昼食	朝食
主食　胚芽米ごはん 160g	主食　ごはん 160g	主食　ごはん 160g
主菜　カジキのピカタ ➡ p.77	主菜　揚げ出し豆腐 ➡ p.82	主菜　豚肉の野菜ロール ➡ p.66
副菜　ひじきサラダ ➡ p.97	副菜　鶏肉ときゅうりの中国風あえ物 ➡ p.87	副菜　長芋の梅あえ ➡ p.84
副菜　かぶのうすくず煮 ➡ p.89		
エネルギー680kcal　塩分2.2g	エネルギー544kcal　塩分1.0g	エネルギー647kcal　塩分1.2g

一日合計　**エネルギー1,871kcal　塩分4.4g**

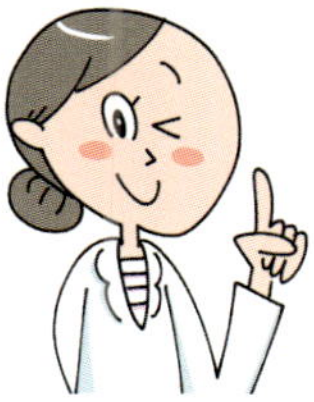

胚芽米は、精白米よりも
食物繊維やビタミン、ミネラルが
豊富です。玄米よりも食べやすく、
消化もよいですよ。

この本で紹介した料理を組み合わせて、
一日の塩分摂取量が 6g 未満になる献立にしました。
毎日の献立づくりの参考にしてください。

献立④

夕食	昼食	朝食
主食 ごはん 160g	主食 パン 80g	主食 胚芽米ごはん 160g
主菜 タイの揚げ煮 ➜ p.79	主菜 ミルクカレー ➜ p.68	主菜 千草焼き ➜ p.80
副菜 たたきごぼう ➜ p.92	副菜 セロリの甘酢かけ ➜ p.97	副菜 にんじんしりしり ➜ p.95
副菜 小松菜の煮浸し ➜ p.95		
エネルギー669kcal 塩分1.3g	エネルギー553kcal 塩分2.1g	エネルギー583kcal 塩分1.5g

一日合計 **エネルギー1,805kcal 塩分4.9g**

献立⑤

夕食	昼食	朝食
主食 胚芽米ごはん 160g	主食 ごはん 160g	主食 ごはん 160g
主菜 豚薄切り肉の竜田揚げ ➜ p.65	主菜 サーモンの香草焼き ➜ p.74	主菜 サワラのマヨみそ焼き ➜ p.78
副菜 バンバンジー ➜ p.86	副菜 青梗菜のクリーム煮 ➜ p.90	副菜 かぼちゃサラダ ➜ p.90
エネルギー712kcal 塩分1.3g	エネルギー472kcal 塩分1.5g	エネルギー725kcal 塩分1.1g

一日合計 **エネルギー1,909kcal 塩分3.9g**

献立⑥

夕食	昼食	朝食
主食 胚芽米ごはん 160g	主食＋主菜 マグロのタルタル丼 ➜ p.76	主食 ごはん 160g
主菜 ゆで豚からし酢じょうゆ ➜ p.67		主菜 トマトのいり卵 ➜ p.85
副菜 里芋の焼きコロッケ ➜ p.98	副菜 ごぼうのから揚げ ➜ p.88	副菜 しいたけのツナ詰め焼き ➜ p.89
副菜 カリフラワーのカレーフリッター ➜ p.96		
エネルギー767kcal 塩分2.0g	エネルギー595kcal 塩分1.4g	エネルギー522kcal 塩分0.8g

一日合計 **エネルギー1,884kcal 塩分4.2g**

栄養成分値一覧

『日本食品標準成分表2015年版（七訂）』（文部科学省）に基づいて算出しています。
同書に記載のない食品は、それに近い食品（代用品）の数値で算出しました。
1人分（1回分）あたりの成分値です。市販品は、メーカーから公表された成分値のみ合計しています。
数値の合計の多少の相違は計算上の端数処理によるものです。

〔塩分6g未満の一日献立〕

	料理名	掲載ページ	エネルギー kcal	たんぱく質 g	脂質 g	炭水化物 g	ナトリウム mg	カリウム mg	食物繊維総量 g	食塩相当量（塩分）g
朝食	オムレツ トマトソース	34	114	6.9	8.2	1.9	287	143	0.2	0.8
	ツナサラダ	34	60	5.3	2.7	4.3	107	175	1.0	0.3
	かぼちゃのポタージュ	34	63	2.3	2.6	7.9	103	237	1.1	0.3
	パン	34	219	6.1	5.4	37.1	295	67	1.2	0.7
	フルーツ（キウイフルーツ）	34	27	0.5	0.1	6.8	1	145	1.3	0
	合計		**483**	**21.1**	**18.9**	**58.0**	**793**	**767**	**4.8**	**2.1**
昼食	焼きチャンポン風	36	448	23.3	12.3	57.5	643	502	4.1	1.7
	かぶの酢の物	36	28	0.7	0.1	6.4	138	190	1.0	0.3
	ヨーグルトドリンク	36	103	4.5	3.8	13.1	59	218	0.1	0.1
	合計		**579**	**28.4**	**16.1**	**77.0**	**839**	**910**	**5.2**	**2.1**
夕食	エビフライ タルタルソース	38	240	16.3	14.0	10.9	391	262	1.4	1.0
	たぬき風冷ややっこ	38	50	4.1	2.7	2.8	109	138	0.4	0.3
	白菜の梅あえ	38	20	1.1	0.1	4.1	163	192	1.1	0.4
	雑穀ごはん	38	287	4.5	0.7	63.0	2	58	0.7	0
	合計		**597**	**26.0**	**17.5**	**80.7**	**665**	**650**	**3.5**	**1.7**
一日合計			**1659**	**75.5**	**52.5**	**213.8**	**2336**	**2250**	**12.6**	**5.9**

〔1食で塩分1.5g以下の減塩献立〕

	料理名	掲載ページ	エネルギー kcal	たんぱく質 g	脂質 g	炭水化物 g	ナトリウム mg	カリウム mg	食物繊維総量 g	食塩相当量（塩分）g
朝食①	温泉卵	41	76	6.2	5.2	0.3	96	67	0	0.3
	納豆	41	84	6.7	4.0	5.8	40	285	2.9	0.1
	甘酢おろし	41	24	0.6	0.1	5.7	18	197	1.3	0
	じゃが芋と玉ねぎのみそ汁	41	44	1.6	0.5	8.6	329	205	1.1	0.8
	ごはん	41	269	4.0	0.5	59.4	2	46	0.5	0
	合計		**497**	**19.1**	**10.2**	**79.8**	**485**	**800**	**5.8**	**1.2**
朝食②	オープントースト	42	309	14.1	14.4	29.5	446	150	1.7	1.2
	ドライフルーツ入りヨーグルト	42	182	4.9	3.1	36.7	51	578	2.2	0.1
	野菜ジュース	42	26	0.9	0	6.5	15	300	1.1	0
	合計		**517**	**19.9**	**17.5**	**72.7**	**511**	**1028**	**5.0**	**1.3**

	料理名	掲載ページ	エネルギー kcal	たんぱく質 g	脂質 g	炭水化物 g	ナトリウム mg	カリウム mg	食物繊維総量 g	食塩相当量（塩分） g
朝食③	サケのホイル焼き	43	103	12.0	3.9	5.2	230	290	1.7	0.6
	ポテトサラダ	43	129	3.7	7.9	11.3	324	369	1.3	0.8
	ごはん	43	269	4.0	0.5	59.4	2	46	0.5	0
	フルーツ（すいか）	43	19	0.3	0.1	4.8	1	60	0.2	0
	合計		**520**	**19.9**	**12.3**	**80.6**	**555**	**766**	**3.6**	**1.4**
朝食④	ホットケーキ	44	381	7.2	10.1	63.4	107	226	1.3	0.3
	エビとオレンジのサラダ	44	105	6.3	6.3	6.3	102	228	1.0	0.3
	ミルクココア	44	176	6.1	6.7	22.8	111	356	1.1	0.3
	合計		**662**	**19.6**	**23.0**	**92.5**	**321**	**810**	**3.3**	**0.9**
昼食①	ガパオライス	46	603	30.7	19.3	70.0	505	556	2.1	1.3
	玉ねぎときゅうりのアチャール	46	59	0.6	3.1	7.5	79	98	1.2	0.2
	さつま芋とりんごの重ね煮	46	115	0.6	0.1	28.6	2	257	1.5	0
	合計		**777**	**31.9**	**22.6**	**106.1**	**586**	**912**	**4.7**	**1.5**
昼食②	白だし牛丼	48	591	16.2	15.8	90.6	441	373	3.7	1.1
	牛乳かん	48	67	1.8	1.9	10.4	22	90	0.5	0.1
	合計		**658**	**17.9**	**17.7**	**101.0**	**463**	**463**	**4.2**	**1.2**
昼食③	エビと野菜の天ぷら	50	203	15.8	8.2	15.7	113	382	1.5	0.3
	ざるそば	50	296	10.7	2.3	57.9	473	234	4.8	1.2
	合計		**499**	**26.5**	**10.5**	**73.6**	**586**	**616**	**6.3**	**1.5**
昼食③	麻婆豆腐かけごはん	52	498	19.3	14.1	69.5	503	428	2.0	1.2
	焼きなすのマリネ	52	52	0.8	4.1	3.4	117	149	1.4	0.3
	フルーツ（ぶどう）	52	35	0.2	0.1	9.4	1	78	0.3	0
	合計		**585**	**20.3**	**18.2**	**82.4**	**621**	**654**	**3.7**	**1.5**
夕食①	アジの南蛮漬け	54	232	17.9	9.0	17.2	334	445	1.5	0.9
	焼きなす	54	22	1.5	0.1	4.5	115	197	1.8	0.3
	ごま豆腐	54	87	2.8	5.7	5.5	119	99	1.3	0.3
	ごはん	54	269	4.0	0.5	59.4	2	46	0.5	0
	フルーツ（アメリカンチェリー）	54	26	0.5	0	6.8	0	104	0.6	0
	合計		**636**	**26.8**	**15.4**	**94.1**	**572**	**905**	**5.7**	**1.5**
夕食②	豚肉のキムチいため	56	187	19.5	9.4	5.2	420	576	2.3	1.0
	四色ナムル	56	86	3.8	6.3	3.6	202	117	1.1	0.5
	里芋と大豆のみぞれあえ	56	70	2.6	1.0	12.9	15	451	2.6	0
	ごはん	56	269	4.0	0.5	59.4	2	46	0.5	0
	合計		**612**	**29.9**	**17.2**	**81.2**	**638**	**1191**	**6.4**	**1.5**

	料理名	掲載ページ	エネルギー kcal	たんぱく質 g	脂質 g	炭水化物 g	ナトリウム mg	カリウム mg	食物繊維総量 g	食塩相当量（塩分）g
夕食③	ローストビーフ丼	58	478	21.2	12.5	65.5	384	461	1.4	1.0
夕食③	キャロットサラダ	58	72	1.6	5.5	3.8	167	114	1.0	0.4
夕食③	ブルーベリーヨーグルト	58	41	1.9	1.5	5.0	24	99	0.7	0.1
夕食③	**合計**		**591**	**24.7**	**19.5**	**74.3**	**575**	**674**	**3.0**	**1.5**
夕食④	冷製トマトスパゲティ	60	572	17.0	23.5	69.7	512	498	4.0	1.3
夕食④	チキンサラダ	60	140	8.1	10.0	5.5	77	324	1.3	0.2
夕食④	フルーツカクテル	60	49	0.9	0.1	10.9	3	227	1.1	0
夕食④	**合計**		**761**	**26.0**	**33.6**	**86.1**	**592**	**1050**	**6.4**	**1.5**

〔塩分1g以下の主菜〕

肉のおかず	豚薄切り肉の竜田揚げ	65	287	13.0	20.5	9.6	381	361	0.6	0.9
肉のおかず	豚肉の野菜ロール	66	335	13.6	27.8	6.2	324	464	2.3	0.8
肉のおかず	ゆで豚 からし酢じょうゆ	67	230	14.8	15.9	5.0	421	396	1.0	1.0
肉のおかず	ミルクカレー	68	320	19.8	19.4	14.8	399	563	2.2	1.0
肉のおかず	れんこん入りハンバーグ おろしソース	69	332	19.5	18.0	21.6	392	756	3.4	1.0
肉のおかず	ハニーマスタードチキン	70	325	15.0	25.4	9.0	394	512	1.9	1.0
肉のおかず	鶏肉とねぎのあっさりいため	71	131	15.9	5.1	4.0	342	344	1.2	0.9
魚のおかず	カツオのラビゴットソース	72	230	25.1	9.1	10.5	381	521	0.9	0.9
魚のおかず	サバのカレームニエル	73	292	22.7	15.4	13.2	373	498	1.6	1.0
魚のおかず	サーモンの香草焼き	74	151	18.8	6.4	3.7	368	496	1.0	1.0
魚のおかず	タラのトマトソース煮	75	160	15.0	5.3	11.0	367	464	1.3	0.9
魚のおかず	マグロのタルタル丼	76	504	29.5	12.8	62.6	373	455	1.2	0.9
魚のおかず	カジキのピカタ	77	272	26.6	9.8	17.0	349	650	2.2	0.9
魚のおかず	サワラのマヨみそ焼き	78	318	18.0	18.7	17.8	349	632	1.7	0.9
魚のおかず	タイの揚げ煮	79	277	19.3	13.8	16.3	340	843	2.1	0.8
卵・豆腐のおかず	千草焼き	80	222	15.7	14.4	5.9	361	392	1.9	0.9
卵・豆腐のおかず	納豆と卵の信田焼き	81	237	14.2	17.1	6.4	288	306	3.2	0.7
卵・豆腐のおかず	揚げ出し豆腐	82	186	7.0	12.2	11.3	208	188	0.8	0.5
卵・豆腐のおかず	豆腐のグラタン	83	255	11.1	15.3	18.1	401	491	3.0	1.0
卵・豆腐のおかず	チーズ入りスクランブルエッグ	83	225	14.0	17.1	2.0	326	174	0.3	0.9

〔塩分0.5g以下の副菜〕

副菜	長芋の梅あえ	84	43	1.2	0.2	9.4	157	230	0.6	0.4
副菜	トマトのいり卵	85	117	6.7	8.2	3.3	189	186	0.7	0.5
副菜	揚げなすのしょうが酢じょうゆ	85	57	1.0	4.1	4.3	171	179	1.6	0.4
副菜	バンバンジー	86	158	12.0	8.7	6.1	160	246	0.4	0.4

副菜

料理名	掲載ページ	エネルギー kcal	たんぱく質 g	脂質 g	炭水化物 g	ナトリウム mg	カリウム mg	食物繊維総量 g	食塩相当量（塩分）g
ガーリックシュリンプ	86	118	14.1	5.3	1.8	113	209	0.4	0.3
鶏肉ときゅうりの中国風あえ物	87	89	9.6	2.6	5.8	188	239	0.5	0.5
ごぼうのから揚げ	88	91	1.7	3.4	12.5	190	191	3.0	0.5
こんにゃくのピリ辛みそいため	88	23	1.0	1.3	2.7	168	67	1.9	0.5
かぶのうすくず煮	89	47	4.2	1.4	4.5	189	291	1.2	0.5
しいたけのツナ詰め焼き	89	136	6.3	9.7	7.1	103	191	1.5	0.3
かぼちゃサラダ	90	138	1.9	6.5	18.6	61	346	2.4	0.2
青梗菜のクリーム煮	90	52	2.4	2.0	5.8	169	311	1.0	0.5
ポテトグラタン	91	230	5.3	12.9	23.1	164	576	1.3	0.4

〔塩分0gの副菜〕

料理名	掲載ページ	エネルギー kcal	たんぱく質 g	脂質 g	炭水化物 g	ナトリウム mg	カリウム mg	食物繊維総量 g	食塩相当量（塩分）g
パプリカのマリネ	92	76	0.5	5.1	7.2	0	125	0.9	0
たたきごぼう	92	62	1.8	2.8	8.4	1	221	2.0	0
野菜チップ	93	116	1.6	3.3	20.1	10	316	2.7	0
白いんげん豆とあんずのコンポート	93	134	4.9	0.5	28.5	2	430	4.8	0

〔カリウム豊富な料理〕

カリウム豊富

料理名	掲載ページ	エネルギー kcal	たんぱく質 g	脂質 g	炭水化物 g	ナトリウム mg	カリウム mg	食物繊維総量 g	食塩相当量（塩分）g
にんじんしりしり	95	94	3.7	5.6	6.8	212	230	1.9	0.6
小松菜の煮浸し	95	61	3.5	3.5	4.4	212	428	1.6	0.5
カリフラワーのカレーフリッター	96	107	3.6	5.4	11.4	20	286	2.4	0
ひじきサラダ	97	94	5.0	4.8	8.3	278	239	1.6	0.7
セロリの甘酢かけ	97	22	0.5	1.1	2.8	14	206	0.8	0.1
里芋の焼きコロッケ	98	163	8.6	5.6	19.6	387	441	2.4	1.0
アスパラガスとしめじの焼き浸し	99	19	2.3	0.2	4.1	232	248	1.9	0.6
ビーンズサラダ	99	99	4.1	6.9	5.8	197	320	2.5	0.5

〔ドレッシング＆たれ〕

ドレッシング＆たれ

料理名	掲載ページ	エネルギー kcal	たんぱく質 g	脂質 g	炭水化物 g	ナトリウム mg	カリウム mg	食物繊維総量 g	食塩相当量（塩分）g
鶏肉のから揚げ＋ねぎソース	100	271	13.6	19.7	7.6	333	306	0.6	0.9
ねぎソース	101	22	0.5	1.5	1.6	285	47	0.3	0.7
酢みそマヨネーズ	101	46	1.0	1.9	6.1	241	35	0.6	0.6
焼き野菜＋ガーリックドレッシング	102	194	3.0	14.8	13.2	246	422	3.7	0.6
ガーリックドレッシング	103	126	0.2	13.2	1.0	208	15	0	0.5
中国風ごまクリーミーソース	103	90	0.3	7.2	5.3	164	0	0	0.4
焼きアジ＋みょうがみそ	104	98	13.8	3.6	1.6	221	323	0.8	0.6
みょうがみそ	105	23	1.1	1.5	1.0	149	40	0.4	0.4
梅ドレッシング	105	81	0	7.5	2.8	156	10	0.1	0.4

STAFF

料理作成■検見﨑聡美
カバー・表紙・大扉デザイン■鈴木住枝（Concent,Inc.）
本文デザイン■中村志保
DTP■滝田梓、小林真美（will）、米村緑（アジュール）
撮影■向村春樹（will）、松島均（P.94）、松園多聞（P.94）
スタイリング■ダンノマリコ
撮影協力■UTUWA（tel.03-6447-0070）
イラスト■とげとげ。
編集■清水理絵（will）、こいずみきなこ
校正■関みなみ
調理アシスタント■大木詩子

食事療法はじめの一歩シリーズ

「血圧が高め」といわれたその日から

高血圧の
毎日ごはん

2018年10月1日　初版第1刷発行

著者■佐藤直樹、森本千秋、輿水 学
発行者■香川明夫
発行所■女子栄養大学出版部

〒170-8481　東京都豊島区駒込3-24-3
電話■03-3918-5411（営業）
　　　03-3918-5301（編集）
ホームページ■http://www.eiyo21.com
振替■00160-3-84647
印刷所■凸版印刷株式会社

ISBN978-4-7895-1882-6

著者プロフィール

■ 医療監修

佐藤直樹（さとう・なおき）

医学博士。日本医科大学医学部卒業。日本医科大学循環器内科教授。日本医科大学武蔵小杉病院循環器内科部長・集中治療室室長。心疾患を専門とし、心不全予防の啓発にも尽力。心臓のみならず全身との連関に目を配り、最適な治療を提供することを心がけている。日本内科学会総合内科専門医・指導医、日本循環器学会循環器専門医、日本集中治療学会集中治療専門医、ベストドクターズインジャパン 2014-2015・2016-2017。

■ 栄養指導・献立

森本千秋（もりもと・ちあき）

管理栄養士。日本医科大学武蔵小杉病院栄養科科長。1978年香川栄養専門学校専門課程栄養士科卒業。日本医科大学多摩永山病院を経て 2016年より現職。共著に『高血圧の人の食事』（女子栄養大学出版部）。病態栄養専門管理栄養士。健康運動指導士。

輿水 学（こしみず・まなぶ）

管理栄養士。日本医科大学武蔵小杉病院栄養科係長。1994年東京栄養食糧専門学校卒業。日本医科大学第一病院を経て 2016年より現職。生活習慣病など、種々の疾患の栄養相談、栄養管理に従事。日本糖尿病療養指導士。